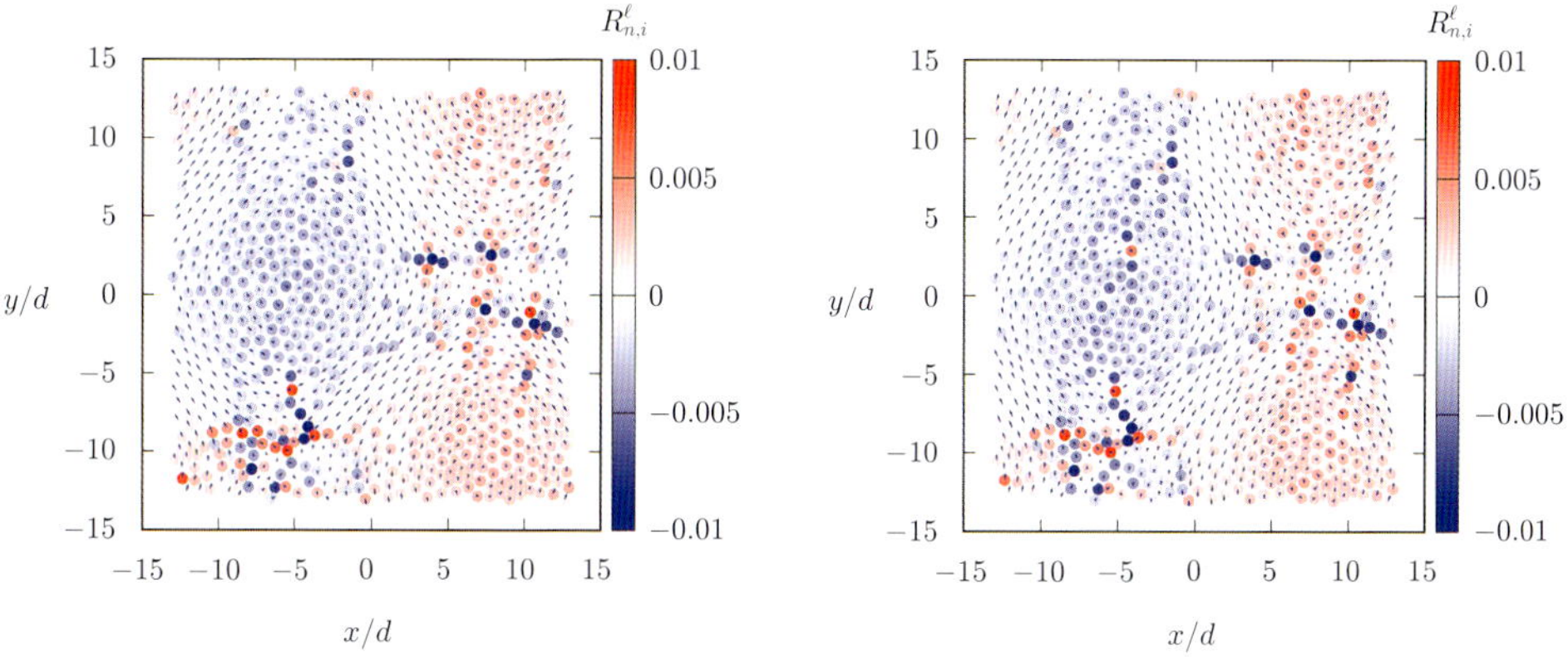

(a) (b)

口絵 1　(a) γ_{c-} と (b) γ_{c+} での最小固有値に対応する固有ベクトルの空間プロット [34]. ここで $R^{\ell}_{n,i}$ は対応する固有ベクトルの回転成分を表す（図 5.8 参照）.

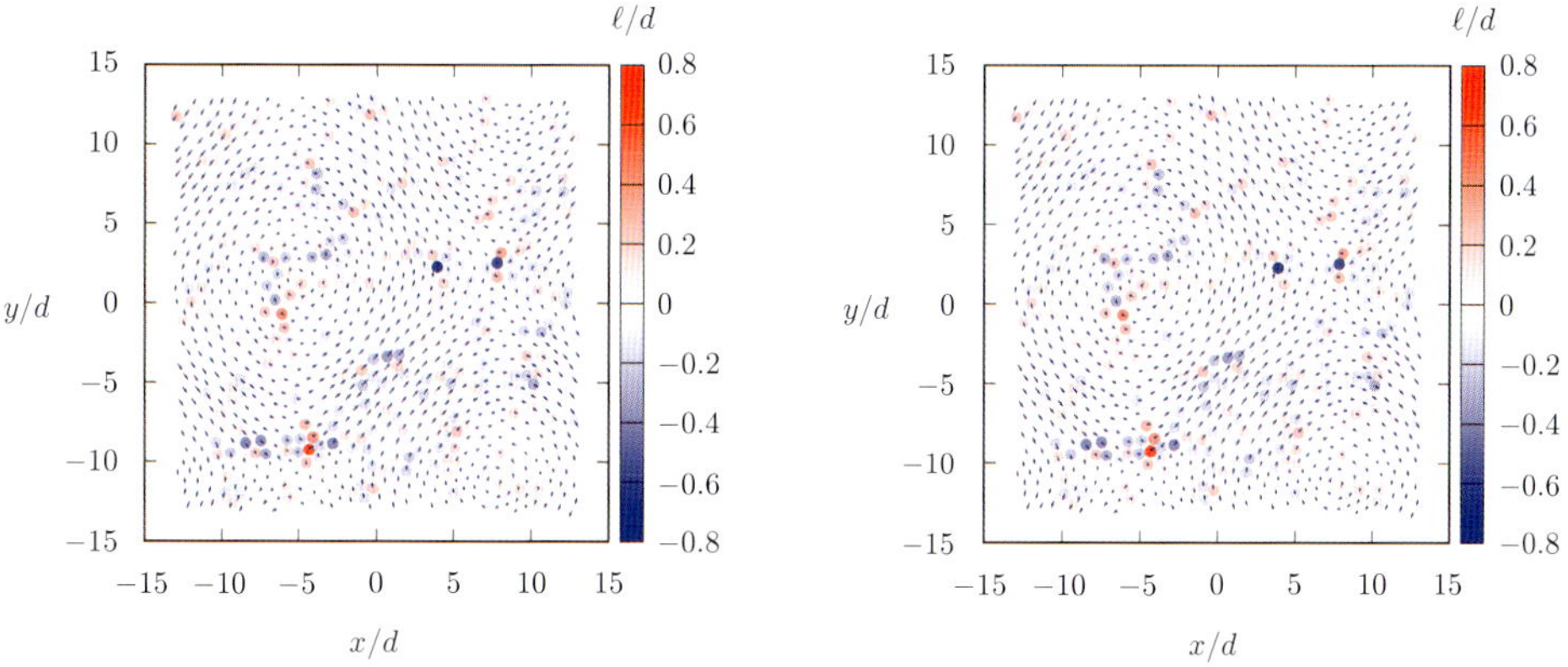

(a) (b)

口絵 2　$\gamma = \gamma_{c+}$ での $|d\mathring{q}/d\gamma\rangle$ のプロット．(a) は固有値解析によるもので (b) はシミュレーションに基づく図である．ただし $N = 1024$ とし $\Delta\gamma_{\mathrm{Th}} = 1.0 \times 10^{-8}$ を採用した [34]（図 5.9 参照）.

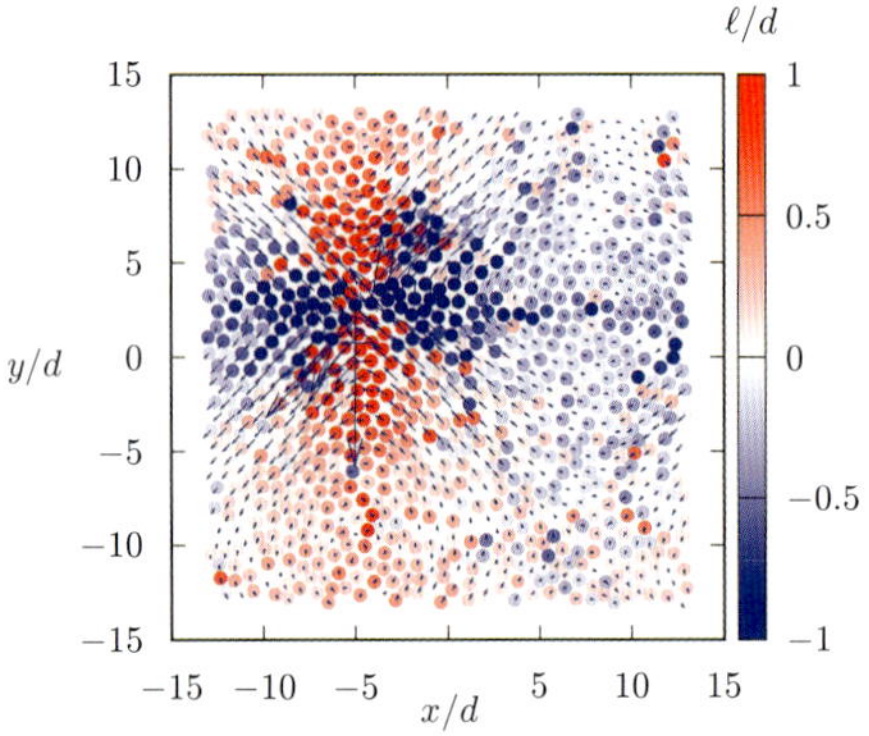

口絵 3　降伏点を挟んで $\Delta\gamma_{\mathrm{Th}} = 1.0 \times 10^{-8}$ の間の非アフィン変位 $\Delta\mathring{q}|_{\mathrm{c}}$ を $N = 1024$ のシミュレーションに基づきプロット [34]（図 5.10 参照）.

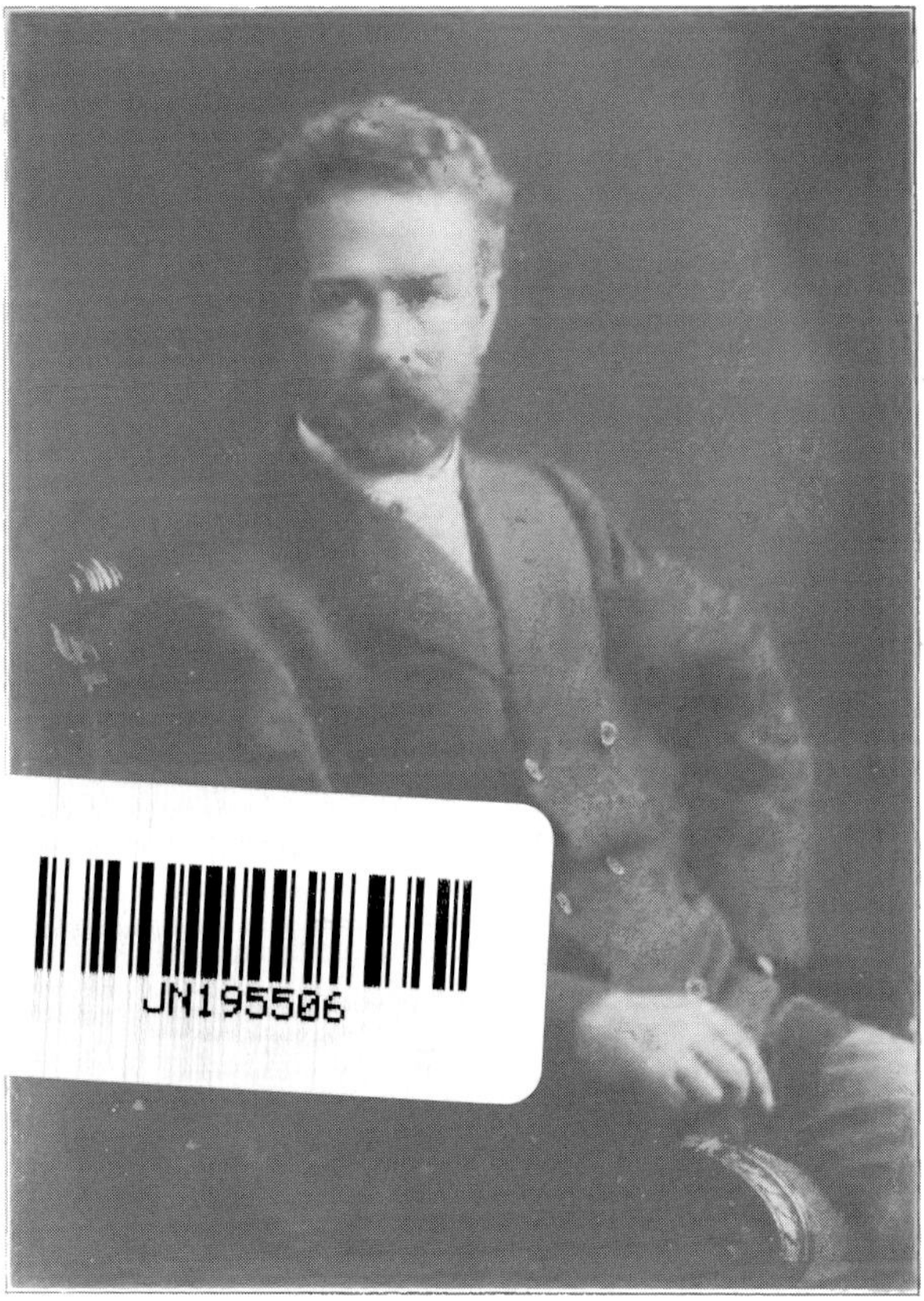

Kehrt zur Natur zurück!
A. Just.

〝自然に帰れ！〟——アドルフ・ユスト

Frontiers in Physics 33

非線形レオロジー

粉体の非平衡統計物理

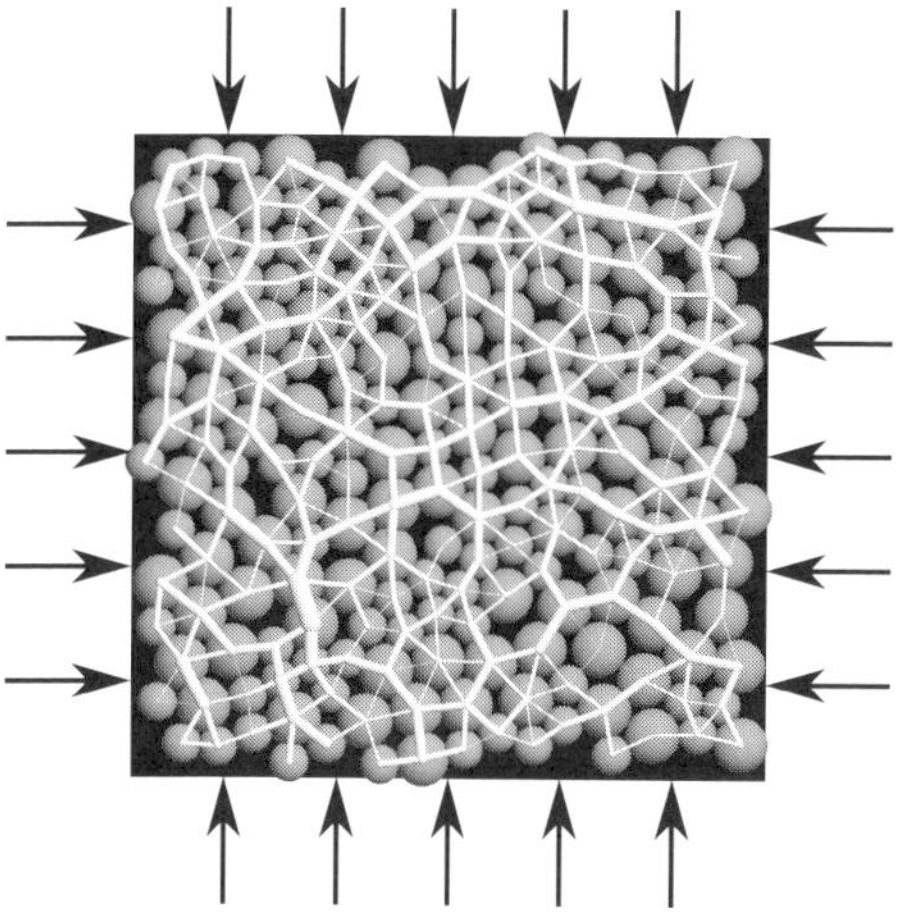

早川尚男
高田智史［著］

基本法則から読み解く **物理学最前線**

須藤彰三
岡　　真［監修］

共立出版

目次

第一章　天然の声

近世学術の発達進歩はまことに驚くべきものがあって、これを前古未曾有《みぞう》というべきはもちろんで、おそらくまた絶後かと思われる。

蒸気電気の発明が動力を累大《るいだい》し、距離を短縮して人生を利したことの多大なるは言わずもがな、その他自然科学の研究によりて幾多《いくた》厚生利用の道が開かれ、学術の発達は長命不老の法が発見されたごとくに謳歌されて、世をあげて文明を歓呼し、科学に感謝している。

現代の文明はしかく歓呼し、謳歌し、感謝するに足るものであるか。はたして人生に幸福を付与したものであるか。静かにこれを考うればいささか疑いなきを得ない。

いな、世人の歓呼謳歌する現代文明は単に物質上の文明に過ぎずして少しも精神上の文明ではない。科学は人工のものであって天命ではないのである。

物質は末《まつ》で精神は本《ほん》であり、人工は険阻《けんそ》にして天命は平坦であるにかかわらず、本《ほん》を忘れて末《まつ》にふけり、夷《い》をすてて険《けん》を冒すよりして、そこに幾多《いくた》の禍殃《かおう》を生むのである。

試みに虚心冷静に現世の実態を観察すれば、何人も矛盾撞着のはなはだしきに驚かざるものはなかろう。

医学衛生の術は発達進歩したというにかかわらず貴賤上下の差別なく罹病《りびょう》数はしだいに増加

し、死亡平均年齢のごときも年々低下しつつある。

蒸気電気の発明のため人間は労力を省きうるという代わりに体力はしだいに劣弱となり、神経衰弱者や精神病者がしだいに増加して癲狂院《てんきょういん》数は年々増加するのみか、それがいつも満員の盛況を呈するではないか。

その他各科学の進歩は生産力を増加して人生の福利を増進したというけれども、貧窮艱苦《かんく》する者ますます多く、救済を要する民いよいよ加わり、罪戻悪逆《ざいれいあくぎゃく》、社会にみなぎりて犯罪者数のしだいに増加するの事実を認めるではないか。

自殺者のごときも尋常普通、毎日のできごととして人は少しもこれを怪しまぬありさまではないか。

かかる世態の実際をみるとき、いわゆる「文明――」の人生に影響するところのはたして何であるかを思うて、うたた惻然《そくぜん》たらざるを得ないのである。

＊

余のごときも、はじめ疾病《しっぺい》に罹《かか》ってあらゆる有名なる国手《こくしゅ》・博士の診察治療を受け、百方手を尽くしたけれども、毫《ごう》も効験の見るべきなく治癒させることができなかったからして、失望のあまり、幼時より家庭および学校において教育されたる科学を尊敬するの念を失わざるを得なかった。科学は不幸にして余の病を治するうえに何の効能もなかったからである。

あたかもこの当時に「自然療法――」なるものを勧められたので、ただちにこれを試みた。

跣足《はだし》で歩行することや、クナイプ氏薫滴《くんてき》術とか、キューネ氏沐浴《もくよく》法とか、蒸し風呂だとか、マッサージ術だとか、菜食法だとか、種々《しゅじゅ》のいわゆる「自然療法」を行い、あれでもいかぬ、これもいかぬとさまざまに手をかえ品をかえて行うてみたが、いずれも最初の間こそ何らか多少の効能はあったけれども、久しきに及んではまたまた元の木阿弥《もくあみ》で、効能のないばかりか、かえって種々《しゅじゅ》の弊害を発見するに至った。

ここにおいてか、このいわゆる「自然療法」に疑惑をいだき、もはや施すべきの術尽きたからして、ここにはじめて塵世《じんせい》を遠ざかり、まったく天然自然に遡《さかのぼ》って、それに則《のっと》らざるを得ないことになった。すなわち現代の文明なるものは余の病にたいしては何の効果もなく、余を自然天然の生活に赴《おもむ》くのやむを得ざらしめたのである。

*

元来《がんらい》この天地間の生物は動・植の差別なく、すべてことごとくその本然の性にしたがいその所を得ているものであって、一つもその本然の性に背いて生活しうるものはない。

動物にしても水棲・陸棲おのおのその性を異《こと》にしている。もし水にすむ動物を陸にあげたり、陸の動物を海中に投じたりしたならば、いずれも即時にその生命を失うのである。

植物にしても水陸の差別あるほかに、熱帯・温帯・寒帯の差別があり、おのおのその本然の性に適する場所でなければ生長することはできない。

単にその住地居所のみでなく、日々摂取する食物でもみなおのおのその本然の性に適したものでなければならぬ。肉食獣もあれば草食獣もあり、同じ肉食獣のなかでも生肉を好むもあれば腐肉を食らうのもあり、また草食類でも嚙草種《ごうそう》あり、噉草種《かんそう》あり、噬根種《ぜいこん》あり、種々《しゆじゆ》さまざまで決して一様ではない。

しかるにもし、かれら動物を捕え来《きた》り、その本然の性に従わしめず、肉食獣に草を与え、草食類に肉を与えたならば、たちまち疾病《しつぺい》を得て斃死《へいし》すべきのみである。

人間といえどもまた天に順《したが》わず、その浅薄《せんぱく》なる知識を濫用《らんよう》して神の命ずるところに逆らうならば、とうてい疾病《しつぺい》や困苦を免れないのは理の見やすきところである。

しかして現代の人類について見るに、文明人ほど天性を矯《た》めて自然に逆らうており、野蛮人ほど順天生活を試みているのもまた奇妙なことではないか。

野蛮人は医学を所有せぬ。少なくとも現代科学を基礎とせるごとき医学を知らぬ。彼らはなんら営養学《えいようがく》の知識をもっておらぬ。いかなるものが滋養に富み、いかなるものが毒物であるかをば誰にも教えてもらわない。教師もなく、医師もなく、診察もなく、薬もなく、手術もなく、目に一丁字《いつていじ》のない無教育の彼らは、ただに有毒物と滋養物とをよく識別して安全に生活するのみならず、疾病《しつぺい》にかかったときでも、負傷を受けたときでも、いささかも驚かず騒がず泰然自若として、きわめて単純な療法で無雑作にしかも確実に治癒させるので、開明人はこれを見て驚嘆し、奇蹟とし、往々彼らによりてかえって有効薬品を教えられた幾多《いくた》の例すらある。キニーネのごとき、カスカラサクラダのごとき、ヨヒンビンのごときは言わずもあれ、多数の薬品は彼ら蛮人に教えられて生薬《しょうやく》よりその有効成分を析出《せきしゅつ》し、かえって効力薄きものとなしたるものではないか。

蛮人がかくのごとき単純なる療法にてよく治療に成功するのは一つに彼らの療法が人為でなく自然の法則に準拠するのみならず、病気を受けても平然として少しも恐怖せず安心をしているからである。

しかるにこれに反して文明人たるわれらは、教育あり知識ある人ほど軽微の疾病《しっぺい》にも畏怖し懊悩《おうのう》するからして、すでに精神上において自己体力に具備するところの自療力をそがるるのみか、いまだ完域に達せぬ科学の力のみに依頼しようとしたり、あるいは他のいわゆる「自然療法」や「まじない」などによらんとするからして、そのままに棄《す》てておけば平癒するような病気も、かえって険悪なる容体に陥らせて救うべからざるものとするに至るのである。

大自然の力とその法則を無視し反抗した罪はまことに恐るべきものがあるのを忘れてはならぬ。夷狄禽獣《いてききんじゅう》ですら、躊躇《ちゅうちょ》なく自然にしたがい、狐疑《こぎ》なく天の声を守り、霊慧《れいけい》なる五官を有し、一つの本草学《ほんぞうがく》も知らず一つの科学も学ばざるによくみずからその生を衛《まも》るの術を知れるにかかわらず、文明人とし開化の民とし威張っているわれら国民が、自然に逆らい、天の声に聞かず、学術の陳列はいかにも立派なるにも似ず、その生を衛《まも》ることあたわざるはまことに恥ずべきことであって、これ一つに物質に偏重し、心霊を軽視し、神の命にそむき、天の意にもとる現代文明の弊にほかならぬのである。

かの数年前にありしマルティニーク島の天変地異に際し、同島の禽獣《きんじゅう》は 禍《わざわい》 の起こる二週間以前にその場を遁《に》げ去り、家畜も数日間不安の状態にありしに、その地に在《あ》る人間はその前日に科学上調査の結果を発表せる「何ら天変なき――」旨《むね》の報告をえて安心しておったために、市街のほとんど全部を破壊され、無数の死傷者を出し、酸鼻《さんび》の状態を示した事実や、また先年のサンフランシスコ震災のときに、犬は前日ことごとく吼《ほ》えながら市街を立ち退きその命を全《まっと》うしたのに、人はこれを予知するを得ず、家内におったために、頽壁墜屋《たいへきついおく》のなかに生き埋めせられた事実などを知る者は誰でも、「本能の尊ぶべきこと」「天然の声の重んずべきこと」「神の命令の畏《おそ》るべきこと」「人間の科学のいまだ完域に達せず十分に信頼するに足らぬこと――」をさとるであろう。

人間とてかの禽獣《きんじゅう》のごとき本能が最初より無かったのではない。万物の霊長たるだけに彼らよりもいっそう確かな鋭敏な本能を賦与《ふよ》されておったのである。しかるに天意に背きたる罪として、自然にもとる罰として、しだいにその本能を奪いあげられたのである。

開化・学問・知識・技術……畢竟《ひっきょう》何ものであるか。少しも頼むに足らぬものである以上は、われらは一日も早く天にたがい神にもとる行いを改めねばならぬ。

もっとも地震などの天災については議論がないでもない。かの近ごろの最大禍災として刹那《せつな》の間に数万の人命を奪い、哀悼の声四方に聞こえ、号泣の音天地に響き、世人の肝をうばい去ったメッシーナ大地震当時にも、無神論者は「――神さまのご利益《りやく》はこの通りだ」などといって、神さまが震災を起こすのを非難し、新聞紙上に公開演説に囂然《ごうぜん》と議論されたのであるけれども、余をもって見ればすこしも議論するに足らぬことで、神さまが地震を何度起こされたからとて、人間にしてもし神意を蔑《ないがし》ろにせず、天意を遵奉《じゅんぽう》しているならば、震災を予知する本能はとり上げられぬから、少しもその災難を受けるはずはないのである。

かつまた、いかに天の意を守っても人間の本能は禽獣《きんじゅう》のごとくに鋭敏ではない――と仮定したにせよ、人間が天の命ずるところの「天然生活――」すなわち簡易生活を実行して、今日《こんにち》のごとき石造や鉄骨の大廈高楼《たいかこうろう》に住居せず、茅茨《ぼうし》きらず土階三等というごとき今日《こんにち》もなお南洋土人に見るごとき簡単にして衛生的なる家屋に住むならば、地震あるも圧死の憂いはみじんもなく安然としてその命を全《まっと》うすることができるのである。

しかるにこの天然生活より出立《しゅったつ》して、しだいに人為生活に進み、巣窩《そうか》のごとき住居は蝸廬《かろ》に発達し、さらに蓬戸甕牖《ほうこおうゆう》となり、瓦屋木柱《がおくぼくちゅう》となり、堊壁煉瓦《あへきれんが》となり、ついに鉄骨石壁の大廈高楼《たいかこうろう》の逸居贅宅《いっきょぜいたく》となり、勝手に嗜欲《しよく》にふけり驕奢《きょうしゃ》をほしいままにするからして地震も恐れざるを得ないに至ったのである。しかるに自己の罪を棚にあげて、神をうらむごときは過《あやま》てるもまた甚《はなは》だしいといわねばならぬ。

見よ、かの震災の頻々《ひんぴん》として起こる南洋島において土人は決して震害を被《こうむ》らぬに、そこに植民せる開明人は大廈高楼《たいかこうろう》に逸楽しつつ震死することがしばしばあるではないか。

＊

そもそも人間は六合の間において精神的主権を持っている。五官によりて知覚せらるる「森《しん》羅《ら》万象《ばんしよう》——」すなわち全物質界はすべて人間の妄想の影像であり仮相であって決して真相ではない。

ゆえに人間はその精神的態度のいかんによっていかようともなし得るもので、心の持ち方ひとつで知覚にも差違があり、心楽しければさほどでもなき野原も絶景に見え、心楽しからねばスイスの風光も穢《きたな》く見えるし、内心愉快なれば粗末な食もうまく、しからざれば美食もうまくないものだ。

そうしてこの心の置きどころを間違いなくするには天に順《したが》うのほかないのであるのは、かの野獣が天然を離れて人間の飼育せらるるに及びては漸次《ぜんじ》天然の美質善性を失いて、人間に酷似する病質・短慮・邪僻《じやへき》の欠点をあらわす傾きのあるのは動物園等で人の認むるところである。

しかしこの動物園の動物も、自由に山野に解放せらるると、また本然の健康体となり美質にかえって幸福を享受するのである。

こんにち文明開化の人間は、物質文明の中毒によりしだいに天然自然に遠ざかったからして、その体質は動物園の動物にも似て、天より与えられた美質はことごとく失ってしもうている。天意を解せぬ人の心には悪《あ》しきものが善《よ》きものと見え、善《よ》きものがかえって悪《あ》しきものに見ゆるようになり、もって今日《こんにち》のごとく利益・名声・虚栄・位置・領地・教理・党派・宗門等のために互いに鎬《しのぎ》をけずり搏噬攘奪《はくぜいじようだつ》するに至ったので、その残忍非道ただただ慄然《りつぜん》たるのみである。

詩にいわく「——人によりて穢《けが》されざる地は到るところ浄土なり」と。じつにその通りだ。眼をあげて自然界を見れば到るところ洋々乎《ようようこ》として和合・健全・美妙・剛強・活気・安穏《あんのん》にみちみちている。これらの自然に背いて何ものか人生に幸福を与うるものがあろう。

＊

余はこの見地よりして文明の知識の羈絆《きはん》を未練なく断絶して、人為的の不自然な旧套《きゅうとう》を容赦なく脱却して勇猛精神……純然たる天然自然に還《かえ》ってみた。

すると久しく文明の邪径をたどるに疲れた後ではあるし、科学の道を踏むに倦《う》んだあまり、清浄無垢《むく》なる天然自然のふところに介抱《かいほう》せられたのであるから堪《たま》らぬ。天然の声・自然の音は縹緲《ひょうびょう》として余の衷心《ちゅうしん》にささやくのであった。

ゲーテは「——神はきわめて低声に、しかも聴きやすく吾人《ごじん》のまさに取るべきことと捨つべきことを吾人《ごじん》の胸にささやく」と言っているが、まことにわれを欺《あざむ》かぬ言《げん》であった。狐疑《こぎ》なく天然の声にしたがい躊躇《ちゅうちょ》なく自然の秩序に則《のっと》るをもって処世の要訣とし、ただその及ばざるを恐れた余は、幸いにしていまや浄土に生まれ替わったごとき心地がして、天理調和の精神・愛の精神が宇宙に横溢《おういつ》し、この世は歓喜に充満しているものであることを今さらながらに感得したのである。

しからば余のいわゆる天然生活は如何《いかが》のものであるか——。以下順次これを説明しよう。

第二章　光線と空気

天然生活の如何《いかが》のものであるかを説明するために人間と光線および空気の関係を説くのを便《べん》とする。この関係について世人がいかにまちがった考えを抱いているかは、現代人の沐浴《もくよく》法がいかに不自然の甚《はなは》だしきものであるかを説くを捷径《しょうけい》とする。ゆえに余は沐浴《もくよく》について説き、つぎに光線と空気を論じ、かくて天然生活の衣食住に及ぼそうと思う。

沐浴

すべて高等の陸動物は、臨時的にあるいは定期的に水浴するもので、人類も古来本能的にいろいろの浴法をとった。かの宗教において斎戒沐浴《さいかいもくよく》をば教規の一ヶ条に加えているのをみても、人間がきわめて古きころから沐浴《もくよく》をしたことは明らかである。

しかるにこの沐浴《もくよく》法についてすら人間は、その浅はかな推理力よりして得手勝手《えてかって》に天然に背いた方法をとって、そのために天与の強壮なる身体を羸弱《るいじゃく》ならしめて覚らないのである。

いかなる浴法が真に天然に適《かな》えるものであるかを確定せんには人間の太古に遡《さかのぼ》ってその本能を調査するのを必要とするけれども、それは今日《こんにち》においてはほとんど不可能のことであるからして、天然自然の動物について研究するのほかはない。

人間と動物を比するのは不倫なり――というものもあろうが、少なくとも物質的においてはとうてい大なる差のないものと言わねばならぬ。これはかの動物を試験に供用する科学者の固《もと》より一致せねばならぬところと信ずる。

多数の学者の記載や、ならびに余らが実地森林動物について調査したところでは、現代人の浴法ははなはだしく天然の法則に背いていると言わねばならぬ。

すべての動物はみんな水に浴するけれども、人間が川や海や風呂桶において行うように全身を水にひたす動物は一つもない。

いな、全身をひたすことはすべての動物がこれを嫌忌し畏怖して、もしやむを得ず浸《ひた》さねばならぬ場合に出逢うてもなるべく避け逃れようとする。

試みに陸動物の一つを河中に投ぜば、それは周章狼狽《しゅうしょうろうばい》して岸に泳ぎつく。猿なんかを河に入れると、それはそれは大騒ぎをして泳ぎ出る。

山野に住む哺乳類《ほにゅう》――なかんずく猪《いのしし》や鹿《しか》は、小さい沼池で沐浴《もくよく》をするものだが、その方法は水たまりに腹部をひたし、しかるのちに全体を摩擦《まさつ》し、起き直って牡《おす》であれば臀部《でんぶ》の前方を水で冷やし、牝《めす》は臀部《でんぶ》を水で冷やしたのちに砂で摩擦《まさつ》をする。この臀部《でんぶ》を水にひたすのは生殖器を冷やすためである。かくしたのちに砂の上をころころと転がって、それから樹や草に身をすりつけて摩擦《まさつ》し乾燥させる。

鳥類においては、小川とか泉とかまたは庭潦《にわたずみ》などでまず頸部《けいぶ》と、それから頸《くび》と胴との間とを水に突き入れて、水を全身に散布し、そうしてのちに頭と嘴《くちばし》および翼の関節とで背部やその他全身を摩擦《まさつ》する。

鳥類と獣類はたいてい右のごとき浴法をとっているが、羚羊《シャモア》と麅《ロー》とはロッキー山の高峰を栖《すみか》とし、容易に水を得られぬためであるか決して浴せぬといわれている。また多くの肉食獣も浴せぬと伝えられており、また浴したのを見た者もない。

いかなる浴法が天然にかなっているかは強《し》いてここに断論する必要はあるまい。ただ人間は水をもって腹部と尻と生殖器を冷やす必要のあることは何人も否《いな》むわけにゆくまい。そうして浴法として全身をひたすことははなはだ不自然で、半身以下――ことに水中に立て膝して蹲踞《そんきょ》し、足部と臀部《でんぶ》のみを水につけ、その他は手にて水をそそぎかけて摩擦《まさつ》するごとき方法によるのが自然的であることと、温浴は不自然で冷浴が自然であることだけは、余が実験に徴して主張するところである。

けだし水中動物たる魚族が水を離るることを恐るるごとく、陸上動物は全身を水に容《い》るることを恐るる。人類は光線と空気のうちに棲《す》む最高動物であるからして、その生活上、片時《かたとき》も空気を離るることのできぬのはもちろん、須臾《しゅゆ》といえども必要な空気の分量の幾分を欠くときにはたちまちその力を損じその体を弱むることは、あたかも水からすくい上げられた魚のようなものだ。水の中に全身をひたすと皮膚の気孔が塞がれるから、皮膚の呼吸を阻《はば》め健康に害あるのは見やすき理《わけ》で、むかしから「――長湯は毒」との俚諺《りげん》あるもこの理《り》に基づくものである。

全身浴が半身以下の浴法に劣るのは理論上のみか実際上においてもしばしば証明せられたところである。また温浴は自然の水を火をもって温めるという点にすでに人為的不自然が伴うている。いずれの動物か温水に浴するものがあろう。

しかるに人間はこの天の命ずる簡単にて経済的なる沐浴法《もくよく》をばすてて、全身浴をなし、温浴をして得々としている。そのため剛健強勇な身体もしだいに柔弱多病となったのである。

論より証拠、冷水半浴の天然浴をとらば、何人もまず爽快な涼味を覚え、ついでいっそう快《こころよ》き温気《うんき》を感じ、消化力は旺盛となり、終日足は冷えず、発汗もしやすくなり、元気活発・精神愉快・気力強健、その他良好なる幾多《いくた》の兆候を来《きた》し、安心満足の境《きょう》に入《い》ることができる。

現代人はその沐浴《もくよく》においてすらすでにかくのごとき誤謬《ごびゅう》に陥っているのである。

天然生活に入《い》らんとする者はまず第一にこの浴法よりして自然に帰らねばならぬ。そうして後《のち》にしだいに元気・安康・息災なる生涯の頂巓《ちょうてん》にのぼることができるのである。

余の天然浴にしたがえば、こんにち紳士の家庭に見るごとき浴場を要せぬ。浴槽もいらぬ。また石鹸《せっけん》その他の薬品も絶対に不必要であるばかりか、水を温める燃料すらいらない。蹲踞《そんきょ》するに足る盥様《たらいよう》のものがあらばたくさんで、その盥《たらい》に水をいれて足部と臀部《でんぶ》を水にひたし、手にて水をすくいて全身にかけ、力をこめて摩擦《まさつ》すれば、それでたくさんなのである。

沐浴《もくよく》時間はその人の体質に応じて斟酌《しんしゃく》すべきであるが、普通五分ないし三十分の間で加減するのを適当とする。

何人でもいったんこの浴法を確信をもって行うときは、かならず従来の虚弱不快な身体は一新するのを覚えるのである。

かの温湯《おんとう》に浴し、皮膚の弾力を鈍らせ、しかも全身浴によりて身体の気孔を塞ぎて空気と一時的の絶縁をなさしめ、はなはだしきは長時間入浴し、身体の疲労を来《きた》すをばかえって疲労を慰《い》するものと心得ている現代人はまことに憐れむべきものである。

われらは一日もすみやかに一箇の盥《たらい》または細流さえあらばどこでもできる天然の浴法に帰らねばならぬ。

光線と空気

人類は光線と空気のうちに棲息している最高動物であるのは言うまでもない。空気中に住んでいる他の動物はみな光線と空気とに親しみ天与の恵みを受けているにかかわらず、ひとり人間のみがこの天与の恵みを峻拒《しゅんきょ》しているのは、げに不思議千万な話で、見さげ果てたる根性といわねばならぬ。

天地間の生物中においてひとり人間のみがせっかくに天が与えたところの光線より逃れ、空気から避けるごとき生活をしている。

人はつねに隙漏《すきも》る風をすらおそれて、厚衣《あつし》をつけたり襲衣《かさねぎ》をしたりして、これをもって空気と光線を峻拒《しゅんきょ》する城郭とし盾矛《たてほこ》としているのは呆《あき》れた挙動ではないか。

かく天与の恵みを拒絶するごとき生活をするからして冥々《めいめい》のうちにその刑罰を受けて、無気力となったり脆弱《ぜいじゃく》となったり、発熱をしたり夭死《ようし》をしたり、いろいろの禍殃《かおう》をこうむるのである。

およそ植物たると動物たるとを問わず、いやしくも光線と空気のうちに棲息する生物は、空気と光線を奪われたときには直ちに死滅するのは言うまでもなく、単にこれを暗室に入れたのみでも衰弱してその生色を失うけれども、もしこれを復《ふたた》び光線中に出してやるとたちまち活気を回復する。

しかるに現代人の身体は厚い衣服で壅蔽《ようへい》せられておって、出ているのは顔と手とばかり。その顔も女はヴェールを被《き》せたり、手も手袋で隠したりするから、真に光線と空気のうちに満足に出ている部分はほとんどない。これあに暗室に動植物を置くと同様に、みずからその身体を光線空気から遮断して暗室に押しこめているものではあるまいか。天然の法則に背くこと、これより甚《はなは》だしきはない。

ゆえに人はみないったん森林または原野へ行きて、その衣服をぬぎ、帽をすて、靴をさるの必要がある。かくして自然の法則にしたがいて光線と空気とにその身をさらさば、たちまちその生気を恢復《かいふく》し、五臓六腑は活動し、消化は旺盛となり、血行は敏活になり、健康者はいよいよ健康に、病者もまた愉悦歓喜をさとるに至るであろう。

暗中にいる動物は体内の悪気を汗にて発散するけれども、人は着衣をしているためにこの放散が自由でないため害をかもすに至るのであるからして、新しき自然の生活に入《い》ろうとするものは、かならず裸体生活を試みなければならぬ。

かくいえば人はかならず一驚《いっきょう》を喫するであろう。しかし余は現代において絶対的に裸体のいにしえに帰れ——というのではない。衣服をまとうももとより妨げないが、その衣服はこの自然天然の法則に従うものとせねばならぬ。

そのことはさらに後章の衣服と住居篇において詳説することとし、ここにはなお裸体について、いかにそれが自然天然の神意に副《そ》うものであるかを詳説してみよう。

＊

みずから好んで空気と光線から遮断している現代人は、須臾《しゆゆ》の間にせよ窓を開放した室内で裸体になれ。野外において裸体になれ。林中において裸体歩行せよ。

この一時的の裸体生活すらいかに効果多くわれわれを天然の心に導くか知れないのである。

かくして澎湃《ほうはい》たる光線空気の大海に浴すれば、皮膚よりひとたび呼出した不浄の空気をふたたび吸入する心配はみじんもなく、皮膚の気孔からは絶えず清浄な空気を吸入するからして、渾身《こんしん》の活脈が疏通《そつう》自在となりて毫《ごう》も窒礙《ちつがい》せらるることがないから、たちまちにして爽快を覚えるのである。

人はもし空気から全然絶縁せられたならば五分間で死滅するし、また全く空気の疏通《そつう》しない気孔のない物質でその皮膚を閉塞封鎖するならば、よし鼻と口との呼吸を自由にしておいても二時間で死ぬることは古来たびたびの試験と悲痛な経験によりて証明された事実である。かく空気と絶縁することは大害があるのだからして、毛や絹のような緻密な物質で作られた衣服を脱して、暫時《ざんじ》たりとも裸体で暮らすことの有益であるべきはもはや多くの説明を要せずとも自明の理であろう。

これについて思い起こすは日露戦争当時の奇蹟である。それは露軍の野戦病院のある地域が日本軍のために夜襲を受けたので、おりふし極寒中であったけれども、やむを得ないから半裸体の患者を酷寒の夜に何も着せずに後送《こうそう》をした……

病人はいよいよ険悪になると思いのほか、かえって熱が下降しその後しだいに回復をしたので、人はみな奇蹟とし、そのことは軍事記録にも登載せられた……

しかしこのことは少しも驚くに足らぬ。寒冷の頃とて、窓をとざし石炭を焚きたる暗き室内に置かれたる病者が、僥倖《ぎょうこう》にも広濶《こうかつ》なる空気のうちに開放せられたためと、いま一つは敵に対する恐怖が、寒気と病気に対する怖れに打ち勝ち、寒気と病気はそのために忘れられたのであって、明らかに空気の必要であり裸体の順天的であることと、人間は宇宙間において精神上に主権を有し、人間の眼に映ずる物象の多くがみな影像であり、仮相であって真相でないことを証拠だてるものである。

なおまた、ある家に厚き羽根ぶとんに包まれたる熱性患者が呻吟《しんぎん》しおりしに、夜中霹靂《へきれき》、電光しきりに至り、ついに病家に落雷し火災を起こしたので、家内じゅう「――早く逃げよ、生命を全《まっと》うせよ」と叫びおのおの逃げ出したるに、のちに至り患者に気づきたるときはすでに遅し、家はみな灰燼《かいじん》となっておったから、患者もさだめし焼死をとげたことと思いのほか、いくばくもなく他より患者も焼け跡に帰り来《きた》りしより、家人《かじん》みな異様の感をなしたが、じつは患者も逃げまどう家人《かじん》におくれて命からがら逃げ出し、寝衣《ねまき》のままとてほとんど半裸体で森林に落ちつき休憩をしたのであった。病人が夜中に半裸体で野天にさらされておったのだから、さだめし容体悪《あ》しくなりしと思いきや、かえってそのとき病人は常より活気にみち、かつその後しだいに快方に向かった……という話もある。

この話は前《さき》の日露戦争中のできごととちがい、道聴塗説《どうちょうとせつ》、信ずべからずであるけれども、この種の巷説《こうせつ》はたくさんにあるところから見ると、いくぶん事実として見ねばならぬ。これもまた空気の人体に必要なることと精神の確固でなければならぬことを伝うるものであらねばならぬ。

しかのみならず、かの家畜がいったん病にかかったときに、これを畜舎より放ち広き野原に置くことが薬を与うるよりも早く軽快におもむくことに見ても、現代人のごとく空気と光線より畏怖して窓を閉鎖した室内に厚き衣裳を着用して暮らすことの、天意にもとり、自然天然の法則に背いていることは、もはや何人も是認するところであろう。

神よ、願わくは賢明かつ能弁なる一偉人を降《くだ》し、現代人の心より感冒《かんぼう》の恐怖を一掃せしめよ。願わくは、世人の心より光線空気を疎隔《そかく》するの念を絶たしめよ。こいねがわくは多大の生命は救われん、あまたの不幸は避け得られん……

返す返すも人が幻影偽相に眩惑せられてその桎梏《しっこく》を脱しえないのは慨歎するに余りあることである。

*

世の慈母はその児女に厚き衣服をまとわしめ、また世の良妻はその夫の外出《そとで》にあたって襟巻《えりまき》を持たせるのを忘れない……まことに結構な心がけのごとくだが、その実はしからず。

木枯らし吹きすさむ寒空に、世のいわゆる良妻賢母は苦心焦慮してその愛児を密閉した暖室《だんしつ》裡《り》に封じこめて、衛生の途《と》を得たりとして得々としている。

しかし、かくのごときはいわゆる贔屓《ひいき》の引き倒しで、かえって児女をして空気と光線より遮断せしめ、天の恵みを逃避せしめ、ために刻々その寿命を短縮させつつあることを知らぬ憐れむべき人々である。

もっとも右のごとき良妻賢母の家庭では、何かの機会でその児女を外出《そとで》させ、大気と密接させると、たちまち身体に異状を呈して発熱したりする……かくのごときは平生《へいぜい》に光線と空気より遠ざかり天に背いた罪である。

もし平生《へいぜい》より空気と光線に親しんでいるならば、寒空に外出《そとで》したからとて風邪などひく気遣いはない。風邪をひくのは天の意にもとり天然より遠ざかりたる生活をしたために、身体にわれめを生じているから、その隙に寒気が侵入してくるので、平生《へいぜい》より天然にしたがい裸体的生活に甘んじ、よく空気と光線とに親しみ、天の恵みを拒絶せずして十分これに浴するならば、いかなる冱寒《ごかん》の天にうすき衣を着て横行闊歩しても、少しも冒される心配はない。

がんらい冷気は決してわれわれ人類の害となるものではなく、害となるものはかえって暖衣温室や、その他人造的の設備である。

人の恐るる風邪なるものは、人為的の温暖法から誘起するものにすぎず、冷気を恐るる人は試みに暫時《ざんじ》でも裸体で暮らしてみるのがよい。一時は冷気を感ずるけれども須臾《しゆゆ》にして慣れるのみか、かえって体内に残留せる邪気を放ち、爽快を覚えるものである。

風邪は人の恐るるところである。古来幾多《いくた》の英雄才人もその風邪のために命を殞《おと》している。「風邪は万病のもと――」といい、「風邪の心地で臥《ふ》してより、ついにあえなくなりぬ――」といい、風邪よりする病気が多く、多数の死亡者はそのはじめ風邪に因しているのであるから、人のこれを恐るること蛇蝎《だかつ》のごとくであるのも決して無理ではない。

人の世より風邪を除くことはもっとも必要であるが、この風邪は寒気冷気よりするのでなく、むしろ光線空気を恐怖し、天然にそむき、暖衣燠室《おうしつ》のうちに逸居するからであるのは、暑き熱帯地方にも風邪の流行するのを見ても明白である。

恐るべきは風邪にはあらで暖衣燠室《おうしつ》の人為的設備である。すべからく天然と密接し、天然に帰順し、裸体薄衣――風と寒さに親しみ、光線空気を歓迎し、人界より風邪を駆逐し、疾病《しっぺい》・夭死《ようし》等の災厄を除却すべきである。

人間は精神体であるからつねに物質に超然たらねばならぬ。人間が一陣の風のために凍殺せらるるごときことは、あり得べからざることで、人間の生命を褫奪《ちだつ》しその幸福を戕賊《しょうぞく》する大敵は風ではなく、寒気でもなく、むしろ光線と空気に対する恐怖である。

身にしむ冷気の感覚も畢竟《ひっきょう》は幻覚であるに、この幻覚を真相とあやまって気にかけるのは愚の至りで、これに頓着《とんじゃく》しなければ、その幻覚はただちに消散して跡形もないものとなる。

ゆえに余は、人間がことごとくその衣服を脱し、もって光線と空気に対する恐怖をまったく根絶せんことを切望する。もし新鮮なる空気を悚《おそ》れないようにならば風邪はなくなる。風邪を惕《おそ》れなければ風邪には嬰《かか》らないようになる。

かくて風邪に免疫するに至ると、冥々裡《めいめいり》に人間の精神力は高められるからして、いよいよ健康幸福で天を楽しむことができる。天然に帰省することは、げに刻下の急務ではあるまいか。

＊

しかしいまの社会では、裸体生活を実行することは困難であるのは、遺憾だが仕方がない。一般の風俗がこれを許さぬから、急遽《きゅうきょ》にこれが実行を慫慂《しょうよう》したところでその効の少ないのはもちろんである。さりとて一時的室内裸体生活または薄衣《うすぎ》生活は、決して実行しがたき問題ではない。

もっともこれにはずいぶん反対説があって、むかしは人体が毛で蔽《おお》われたけれども、今はその毛を失うたから、無衣で生活することはできぬ——という者もある。

しかしこれは無稽《むけい》の論で、昔とて毛で蔽《おお》われた人類はほとんど除外例であり、その多数は無毛の人類であったけれども古《いにしえ》より無衣またはほとんど無衣で暮らしたものである。

かつわれわれの身体は手でも額《ひたい》でも頸筋《くびすじ》でも毛はないが、これを大気にさらして少しも差し支えを感じておらぬ。天は最高の生物に裸の皮膚を賦与《ふよ》したので、これがすなわち光線と空気に親炙《しんしゃ》せしめようとした証拠──とも見るべきだ。

したがって衣服を着用するは天然にそむき衛生上に大害を受け、裸体の生活は天意に順《したが》い、健康上に大利益を得る疑いをいれぬ。

隙漏《すきも》る風を懼《おそ》れてはならぬ。隙漏《すきも》る風は沈滞した空気に優《まさ》ること万々だ。

また人は、ややもすれば気候を口実として、裸体または薄衣《うすぎ》生活は温暖の気候にのみ適し寒冷の気候に適せず、また熱帯には自然的といい得べきも温帯・寒帯にはむしろ不自然だ──と説くけれども、これまた謬論《びゅうろん》である。天下あに裸に適せぬ気候があろうや。

現に南米の南端なるティエラ・デル・フエゴの住民は氷雪中に裸体で暮らしている。また太古のドイツ人は夏冬ともほとんど裸体で生活していたが、それでいて不思議なほど強壮頑健な人民であったことは専門学者の記述に明らかなところである。

概して人間の身体は南方極暑地方や、もしくは北の極寒地方に適するように作られていないけれども、いよいよ天然に親炙《しんしゃ》するならば、いよいよ容易に厳寒に堪《た》えられるのである。

いわんや温帯では最も適当せるものというべく、要するにわれわれは気候を制馭《せいぎょ》すべく決して気候のために制馭《せいぎよ》せられてはならぬ。

＊

前《さき》にも説きしごとくわれらの天然生活の理想としては四季を通じて間断なく裸体生活をなすにあるけれども、現代においてはとうてい行い難いことであるし、たとい森林に入《い》るにせよ、わがドイツ国内では何らの憚《はばか》りなしに長時間裸体でおられるような場所はほとんどない。

どこへ行ったからとて人目の絶無な地はないから仕方がないのであるが、しかし自己の庭園内で裸体生活をする場所を設けることは決して不可能ではない。

すなわち庭園の一部を板囲いをするとか、生籬《いけがき》で囲むとか、あるいは布で天幕のようにして臨時的に区画するとかして、そのうちに樹木を植え、噴泉や渓流などを設くれば最も妙で、かくして日光と空気に親しむと同時にまた水浴をとらば、それこそ理想的である。

ドイツにては近ごろになってこの光線と空気の人間に最も密接に関係あることを認め、一般人民が十分に光線と空気に浴しうるように公園の設計をあらため、陸軍病院にもまた光線と空気の浴場を付属させるようになって来たのは、余が多年の主張がようやく容《い》れられたのであって、じつに喜ばしい次第である。

かくのごとく裸体生活の必要はしだいに一般に認識せられたけれども、婦人はなおこれを躊躇《ちゆうちよ》するものが多い。屋外においてはいかに人目なしとて裸体生活をすることはいまの婦人にとりては恥ずかしきことであるに相違ない。

余は強《し》いて婦人に室外の裸体を勧告せぬが、その代わりに、窓をあけ放した室内で局部を除きその他を裸出することは何ら差し支えのないことで、実行が容易であろうと思う。室内の一時的裸体生活でも、毎日これを規則正しく行うときはその活力を増すこと著《いちじる》しく、たとい寒風に出あうことがあっても風邪などに冒されることは少なくなる。

また慈愛ふかき母親は、その小児に大人以上に厚き衣服をまとわしめ、少しにても寒いとただちに襲衣《かさねぎ》をさせるけれども、これはかえってその児女を害するもので、小児とて誕生以来できるだけ無衣を通させる時間を多くするがかえってその児女を強健ならしむるゆえんである。

小児はきわめて裸体を好むもので、ことに朝起きの後など衣をまとうを嫌うものであるのは自然が無衣の要求をなすもので、人間の大いに考えねばならぬところである。

しかるにこの自然の法則を無視し、暖衣襲服せしめて、天然より与えられた活力をそぐに至っては、まことに憐れむべき至りであるまいか。

余が小児のごときは、誕生以来ほとんど裸体生活をなさしめたのであるが、その身体の強健にして、かつて風邪などに冒されざるは知人のみな驚くところであって、その体格を公衆に示してつねに誇りとしている。

ひとり衣服のみではなく、靴および靴下のごときものも速やかに取り去らねばならぬのはもちろんだ。しかしこのことは後章の土と人間との関係の条において詳説することとしよう。

＊

空気に浴するほかに太陽に直接照らさるることも有益なるはもちろんである。近来は太陽浴がしだいに実行せらるるに至り、ある種の疾病《しっぺい》に対して治癒的の効果があるとさえ言っている。実際その効はあるであろう。

しかし余は、この空気浴とか太陽浴をもって衛生上の一方法または一種の医療法とすることを好まぬ。これ単にわれら人類が須臾《しゅゆ》のあいだ天然的状態を履行し、自然の大法に還《かえ》るにすぎないので、その医治的効果などはただその副産物として思いがけぬ儲けものとして見るべきである。

光線空気浴をなすに、冬季においては寒気に堪《た》えぬであろうと心配する人もあるが、前《さき》にも言いしごとく寒気は少しも恐るるに足らぬ。もし寒さを感ずるならばなるだけ多くの運動をすれば寒さの感を駆逐することができる。すなわち歩行をするか、駆足《かけあし》をするかせば、寒いどころかかえって温気《うんき》を感ずるに至る。

夏季よりしだいに裸体修業をした人ならば寒さに向かうも少しも寒気に辟易《へきえき》することはないけれども、善は急げにて、この天理を聞いた以上はただちに実行せざればそれだけの損があるからして、寒い頃からでもこの生活を実行してもらわねばならぬ。

かかる人は最初は少しのあいだ裸体となりて運動をして、その後は毛布にくるまり体温を回復させ、一日一日、日を重ぬるにしたがいしだいに裸体になる時間を長くしてゆくと、のちには極寒の節でも一時間以上も裸体でおっても少しも寒さを覚えぬようになるのは請けあいで、ついには運動の必要も認めず静座しておっても何ら寒さを感ぜぬに至る。寒冷の気に対する恐怖心を去れば実行はきわめて容易である。

太陽に浴するものは往々にして日焼けをする。日焼けは皮膚を強壮にするゆえんで少しも恐るるに足らぬ。万一局部が痛む場合には湿布で冷やせば何のことはない。しかし日焼けをきらう婦人などはシーツまたは気孔の多い浴衣《ゆかた》でその身体を掩《おお》い、頭に藁帽《わらぼう》をかぶっておこなっても差し支えはない。長時間、夏の熱した太陽に浴することはすべての動物のなさざるところで、かならず樹陰《こかげ》に憩《やす》まねばならぬ。また太陽浴後には冷水で体を洗い拭《ぬぐ》うことを忘れてはならぬ。

＊

余の「光線空気論」「裸体生活論」は、決して他を強制せんとするのではない。単に光線と空気に対する世人の誤解を一掃せんと思うのみである。したがって何らの信念なきに他より干渉されて行うのは好ましくない。

光線と空気が人間に対しいかに密接の関係を有しているかを知り、かつ現代人がいかに光線と空気よりみずから遮断せんとしつつあるかを覚った者は、はじめて余の天然生活の第一歩に入《い》るべきである。

しかし余は、多数の人が今日《こんにち》までの習慣上、急にこの天然生活に入《い》り得ざるを憂えて「空気浴マント」なるものを考案した。これは気孔に富みかつ広濶《こうかつ》なる長シャツまたは外套様《がいとうよう》のものである。裸体の上にこれさえ着けておらば、裸体を恥ずる心配もなく、かつ光線と空気にも親しみ得られる。

もっとも余が裸体生活に対してはもちろん、この「空気浴マント」についても反対論を唱える人が少なくない。ビューダー博士のごときも現にその反対論者の一人で、氏は「――海水浴場などにおける浴衣《ゆかた》ですら没風儀上この上ないものであるに、空気浴マントはさらに没風儀である。いわんや裸体生活においてをや……」と言うている。

一理ある話のようだが、しかし人間はイチジクの葉をつけたときに清浄無垢《むく》な風儀の園《その》から逸脱したので、天然の道を経て神に復帰し、イチジクを撤去するのはむしろ光栄しごくのことである。われわれの風儀を害したものはイチジクの葉で、無垢《むく》清浄には羞恥の念のあるものでない。

しかし、いかなる場合でも四囲の事情を斟酌《しんしゃく》してすべての礼儀を遵守せねばならぬからして、裸体生活を主張する余といえども裸体で市街を横行したり、公衆の浴場に入ったりせよとは言わぬし、また「空気浴マント」で儀式に臨めともいわぬ。

元来《がんらい》この現代人の称して「礼儀」とか「風儀」とかいうところのものはすべて偽善の仮面であって、すみやかに剝ぎ去らねばならぬものであるけれども、それはなお前途遼遠で今日《こんにち》ただちに行いうるものではないし、人間が神の面前において、天然の無邪気なる子どもとして、純然たる精神的・道徳的圏内においてイチジクの葉をとり去り天真爛漫《てんしんらんまん》に交際しうる時代は容易には来ぬのであるから、人目なき所においてのみ光線空気浴を行い、人目すくなき所においてのみ「空気浴マント」を応用せよ――ということにとどめている。

すでにしかり。ゆえにわれらは一時的・臨時的にのみ裸体生活をなし得て、日常いつも裸体生活をすることはできぬ。やむを得ぬから平生《へいぜい》はなるべく身体のある部分を露出することを心がけ、宅内では靴および靴下を脱いでいるとか、家にありては跣足《はだし》で園中を歩行するとか、寝衣《ねまき》をつけずに寝台に入るとか、窓は開放して寝るとか、すべて空気光線に親しむように万事万端に注意せねばならぬ。

一たびこの天理をさとり、その一つを実行し天然と握手をすれば、彼女より種々《しゅじゅ》さまざまの懇請に出あうからして、期せずして万事が天然に応ずるに至るものである。

＊

余はこの光線空気の恩恵を十分に受けんがために、森林中に木材一式の家を建てて、みずから「光線空気庵――」と命名した。この庵は雨を防ぐため水の通らぬ家根《やね》を葺《ふ》いたが、四方は格子作りで十分空気の疏通《そつう》するようにした。余は厳冬中もこの庵に起臥したが、壮快こそ覚ゆれ、かつて風邪に冒されたことがない。装画（表紙）に示したのがそれだ。長さ十フィート、幅八フィート、高さ八フィート半、床は煉瓦《れんが》、柱は樸《あらき》の楢《なら》、家根《やね》は藁葺《わらぶき》である。

このほかにまた本宅として第一図（図略）のごときものを建築した。この家の特色は屋根下に充分の欄間《らんま》をもうけ、窓と戸が閉められるときには欄間《らんま》がひらき、窓と戸をあけると欄間《らんま》が閉ざされることとなっている。窓は普通の家より非常に多く、長さ十一フィート半、幅十フィート、高さ九フィート、床も家根《やね》も木で、屋根の板の上は葺氈《もうせん》でふき、無天井で室《へや》は二個である。

こんな簡単な住家《すみか》は普通の資産あるものには容易にできるのであるが、世の中にはこれだけの家も持ち得ない貧民も少なくない。

それらの貧者は普通の家の縁端《えんばな》または楼下《ろうか》に眠ることとするだけでも非常に健康に利益があって、黒く暗き狭き室中に群居するは恐るべきことである。

夏の夜はむしろ屋外に眠るにしかず……万籟寂《ばんらいせき》として声なき時、仰いで星辰《せいしん》を望めば森厳崇高《しんげんすうこう》……必ずや宇宙と冥合《めいごう》するの感があろう。

人はしばしば密閉したる家屋をはなれ、黄塵万丈《こうじんばんじょう》の都市を去り、急ぎ山林原野に来《きた》るにしかず。山林原野は神が与えし自由の天地にして人間の故郷である。故郷に帰るものはその愛に抱かれ活力を恢復《かいふく》し、悦楽と歓喜とをもって清新にしてかつ幸福なる生涯に入《い》ることができるであろう。

第三章　衣服と住居

前節において余は裸体の効能を説いてこれを奨励し、また鉄骨石壁の暗黒なる住居を出《い》でて木造草葺《くさぶき》の快活なる家屋に入《い》るべきことを主張した。

しかし人間が天に背いてから因襲すでに久しく、現代の生活を急遽顚覆《きゅうきょてんぷく》することの困難なるはもちろん、また人間のこの世にあるのは単に健康を目的として自然の趣味を味わい身神《しんしん》の快楽を求めんがためのみではなく、別に人間として人間の途《みち》を行うためであるのだからして、単に健康を得んがために人道を無視して裸体生活をするのはむしろ顰蹙《ひんしゅく》すべきことである。

いわんや金銭を得んがため、もしくは名誉を博せんがため、あるいはその他みずからために せんとして裸体を一種の誇りとする輩《ともがら》のごときは言語道断である。

ゆえに現代、多数人士が裸体生活をなすを好まず、またこれを好むもなす能《あた》わざるもの多きにかかわらず遠慮なく裸体生活をなすがごときは人道に反し、平和を害するもので決して賞揚すべきことではなく、現時の風俗を無視し、習慣に反抗して裸体生活をなすがごときは僻事《ひがごと》といわねばならぬ。

しかのみならず、もし裸体生活をしてみせると、世人はその突飛なるに驚駭《きょうがい》して、かえってこの裸体という外的事項にとらわれて天然生活の真の意味を誤解し、人間の真価の外的に存せず、その精神の内的に存するを忘却するからして大いに慎まねばならぬのであるけれども、同時にまた、これらの人をつねに誘導し、その内心よりして真に天然に復《かえ》らしめ、前節説くところの原則と理想にむかって精進《しょうじん》せしむることの必要なるは言うまでもない。

ゆえに余は、なお二、三の考究をして衣服改良につき反省させようと思う。

＊

人間はほんらい無一物《むいちもつ》の裸で生まれてきた。試みに生まれた小児を一、二歳まで裸で暮らさせてみるがよい。その小児はかならず衣服を要求する心を起こさぬのみか、もしこれを着せようとしたら頑強に抵抗し、なお強《し》いてこれを着せたならば快々《おうおう》として楽しまぬものであるのは、余みずからの小児における実験に徴して明らかである。

しかし小児に強《し》いて着衣させると、はじめの間はこれを怡《よろこ》ばぬけれども、長く着せておけばしだいに習性《しゅうせい》となって、つぎには必要を感ずるに至り、ついには浮華虚飾をすら要求するに至る。

かく衣服を要求し衣服に依頼するようになれば、いよいよ暖かく着ねばならぬようになり、暖衣をするようになり、暖衣をするようになると稟賦《ひんぷ》の体温はますます調和を失い、ために種《しゅ》々《じゅ》の危険をさえ生ずるに至るのである。

しかしいったん内に省《かえり》みて、人間は精神体であるから物質に超然たらねばならぬことを悟り、衣服を減少し、ときどき裸体で経過するに至り、そうなれば漸次《ぜんじ》に薄衣軽服を希求することとなって、ここに体温は昇《あが》り、体力は加わり、風雨寒暑に対する抵抗力を増し、因は果となり果はさらに因を生みて衣服はますます軽快なものを欲求し、寛裕なるものを好むに至るのである。

余がつねに世人を説いて自覚させようとしてやまぬことは「人間は神の子孫である――」ということだ。人もし一たびその至貴至尊なる位置を自覚したならば、必ずや野卑陋劣《やひろうれつ》な獣行をあらため、邪曲乖悖《かいはい》の動作を慎むに相違ないのだ。

もし野卑陋劣《やひろうれつ》をあらため邪曲悖戻《はいれい》を慎んだならば、また必ずやその行動は独立自尊とならねばならぬ。すでに独立自尊であるならば、何の抵抗なくムザムザ流行なるものに降伏することを恥ずかしく思うであろう。

世の中に流行を追う男女ほど愚にしてまた狂気じみたものはない。かれら流行を追う人間は、人間の尊貴を知らず、独立自尊の心なく、訳もなく他に屈する最下等の奴隷である。最高等の精神体である人間がみずから卑下して奴隷となりて、そのために煩悶《はんもん》し呻吟《しんぎん》するのは不思議なことではあるまいか。

この歎ずべき奴隷におちいるものは婦人が第一である。古《いにしえ》より婦人はすべて虚栄心の犠牲であるからまだよいとして、堂々たる男子がまたみな相率《ひき》いてこの流行の奴隷となるは何たる不見識なことであろう。

寛裕な衣服をつけた古代ギリシャの婦人と、近代開明文化の流行を追う婦人の窮屈なる衣服とを比較すると、余はひと目みて覚えず流涕《りゅうてい》し、面《おもて》をそむけざるを得ぬのである。

第二図（図略）を見れば、いやしくも心あるものは、近代婦人の服装、いわゆる「流行――」なるもののいかに不自然であるかを知るであろう。かかる不自然にして窮屈千万、厄介《やっかい》しごくなものをつけて得々としている馬鹿《ばか》さかげん……たれか呆然たらざるを得ようや。

もしその流行のために不自然に歪められたる骨格を見たならば何人も戦慄するであろう。余はかかる緊縛《きんばく》された容姿を見るごとに邪僻《じゃへき》迷妄より覚めんことを絶叫せざるを得ないのである。

もしここに森より鹿《しか》をとらえ来《きた》ってその体の中央を縛し、緊縛《きんばく》したるシャツなどを着せてこれを放たば世人はかならずその残忍にたいし憤《いきどお》りを発し、かかる行いをするものは精神に異状を呈したるものとし、宗教家はかならず動物虐待として囂々《ごうごう》と議論をするに相違ない。

しかるに生まれて推理力を賦与《ふよ》せられ、教育さえ施された人間の婦女が、その腰を緊縛《きんばく》し内蔵諸器の運動を妨げるごとき流行の衣服をつけ、有害な結果をまねいて平気の平左《へいざ》でいるのは何たる怪事であろう。かの貧血性のヒステリーや産褥《さんじょく》の災禍は、みなこの流行の衣服が原因となっているのである。

しかのみならず、かくのごとき婦人が産んだ子女は繊弱脆軟《せんじゃくぜいなん》なる身体精神を遺伝するからして、初生時よりわずらい、一生を憂悶にすごす……こんな例はつねに現代の少年や青年において見るところで、まことに憐れむべき限りである。

人、もしかの博物館に陳列してある古代使用された拷問具をみるものは何人も戦慄し、神の子孫たる人間がかくも残忍であったか……と怪しむのであるが、二十世紀の婦人はこの怖ろしき拷問具にも等しき「コルセット」をその体にまとい、その生涯を苦悩させ、自身はもとよりその子孫にまでも惨害を招きつつあるのだ。

何ゆえに婦人はかかる愚を演じて平気でいるのか。これを婦人にただせば、みな「――流行ですもの」とか「――意気ですもの」とか「――綺麗ですもの」とか答えるのである。

がんらい流行なるものは、すべての愚人輩がなす事柄であり、また大商店がその営業を維持し利益を儲けんがために案出して陳列するものにすぎぬ。しかるに何ら高尚なる理由もなく、人間の尊貴を解せず、いたずらに多数愚人のなすところをまね、大商店の術中におちいって覚らず、その身体を拷問にかけ束縛して得意でいるのは……狂気の沙汰《さた》ではあるまいか。

なんぞいわんや男子としてなおかつ流行を追い、ハイカラに首をしめ、引きつまりたるズボンに脚を締められ、平気で鼻を高くさせているのは、げに気が知れぬ話である。

試みにかの都会の街衢《がいく》や公園を逍遥《しょうよう》する婦人を見るがいい。その繊股細腰《せんこさいよう》、峨然《がぜん》たる頭飾、燦然《さんぜん》たる金鎖、爛々《らんらん》たる指環《ゆびわ》、晃々《こうこう》たる腕環《うでわ》、右手に傘、左手に鞄《かばん》、踵《かかと》の高き靴、顔にはヴェール、なよなよとして歩行するさまは遠くこれを見ればいかにも佳冶窈窕《かやようちょう》……男子ために悩殺さるるごとくであるけれども、近づいてその皮膚を見れば、ことごとく生気を失い血色悪く、幽霊か案山子《かかし》としか思えぬほどに見すぼらしくもまた貧相であるからして毫《ごう》も真人《しんじん》を動かすに足らない。しかるにわれこそ美人のつもりで得意でいる面《つら》の皮の厚さよ。

かかる人はぜひとも豁然悔悟《かつぜんかいご》して新生涯に入《い》り、悲しむべき奴隷の境遇より解脱《げだつ》して独立不《ふ》羈《き》、流俗に苟合《こうごう》せぬ立派な紳士淑女とならねばならぬ。

しかしまた反対の過失に陥らぬように警戒を要するのはもちろんである。むかしギリシャの哲人ソクラテスは、ジオジエネスがその美服をみな脱ぎ捨てて破《や》れたるぼろを着て、狐狢《こらく》の美服をつけたものの中にたち交《まじ》わりて恥じなかったのを見て「——虚栄心が上衣《うわぎ》の孔《あな》より顔を出している」ということがある。

時世に反抗せんためにことさらに不潔不整の衣をまとうごときは決して褒めたことではない。流行を追わぬにしたところで、人はその身分に応じて質素な整正した衣服をつけるべきであって、余は決して垢衣《こうい》悪服を慫慂《しょうよう》するのではない。

流行を追わず、比較的その織目が荒くして空気の流通のよいような地質をえらび、その形は寛裕でかつ簡単な衣服を着用し、快闊な容儀をして、いつも清潔にしてかつ整合した質朴《しつぼく》調和せるものをまとうべきである。

衣服はがんらい内心の反映である。内心質朴《しつぼく》清潔ならばその衣服もまた質朴《しつぼく》清潔であらねばならぬ。かの綺羅《きら》を飾るものは、その心に飾りが多く、軽薄なることをみずから外に証明するものである。

かくして衣服改革を実行せらるるならば新鮮な空気は絶えず身体に密接して、血行は盛んになり、消化は高まり、発汗作用も敏活となり、衣服が薄ければ薄いほど体温が増加し、衣服の目の荒いほど空気がますます身体に密接する。

衣服が改められると、その衣服のために内心も改まるようになる。この外的の改革が内部霊魂の革新に影響するところは決して少なくない。まず内的霊魂の革新を必要とするのはもちろんだが、この外的革新のみでも内心に少なからぬ良影響を与えるからして、余は、極力この流行の不自然なる拷問具のような衣服を去りて自然の清潔寛裕なものに改めんことを絶叫するのである。

しからばその衣服をいかようのものとするかはもはや多く説明を要せず、人の好むところに従うべきであるが、これに関する余の意見はこの節の後段に説明しよう。

＊

衣服を簡単にすることは右に述べしほか、なお多くの利益がある。すなわち衣服が簡単になれば、家庭で婦女が手製することができるようになる。このことは些細のことのようだがその実はしからず、人間生活における重大な問題であらねばならぬ。

すなわち今日《こんにち》の教育法もあらためて、婦女教育は昔のように実用を主たる目的とせねばならぬ。洗濯や裁縫ばかりでなく紡績や機織《はたおり》などもまた家内でなしうるように教育せねばならぬ。でき得べくんば肌着その他の日用品の原料も製造しうるように教うるを必要とする。

文明開化のために一たび蹂躙《じゅうりん》された旧式の家庭的手工がきんらい漸次《ぜんじ》復活される傾向となったのは余の喜ぶところである。近来かかる傾向の生じたのは単に物質的の理由に基づくものだが、余は精神的の理由からこの傾向をますます助長するの必要を感ぜるものである。

フィンランドでは最上流の家庭にも織機を据えて精巧な絨毯《じゆうたん》を織るようになり、スウェーデンでも織機が上流の家庭に普及するようになった。この地方では平服はもちろん、晴衣《はれぎ》の材料すら家庭で織られるのである。

ドイツにおいても織機を買いこんだ家庭が多くなってきて、望みしだいに良質の肌着やその他の原料を容易に織りうる小規模の織機が考案されて、付属用具といっしょに説明書をそえて坊間《ぼうかん》に販売せらるるようになり、非常に好況を示している。

かような家庭的織機は衛生上にも道徳上にも利益のあるばかりでなく、またすこぶる風韻《ふういん》に富んだもので、人間の高尚な趣味を養ううえに大なる意味のあるものである。

現代の細君《さいくん》が毎日午後に珈琲《コーヒー》を喫し、無用で贅沢《ぜいたく》な編み物などの細工をなしつつ雑談をして、饒舌《じょうぜつ》の結果、近所合壁《がっぺき》の迷惑を来《きた》すに比して機織《はたおり》はどれだけの利益があるかしれぬ。機織《はたおり》でもすれば余計な饒舌《じょうぜつ》などせずに心を清くし、その品性を養うことができるから、自然に貞操な婦人となるのである。

かのカール大帝は王女がみずから紡《つむ》ぎ、手ずから織りたる衣服でなければ着用せられなかったと伝えられている。この帝《みかど》の着用せられた御衣《ぎょい》は壮麗で端正、はるかに現今の流行的服飾を凌駕したものであるが、それすら王女の御手《みて》で織られたものである。

大帝にとりて善《よ》きことはわれわれにとっても必ず善《よ》きに相違ない。愛人の手にて念入りに製作された衣服は、製造所や大工場で見知らぬ人の手によりて製せられた産物に比して、どれだけ気持がよく、いかに精神的にわれらを慰《なぐさ》めるか知れない。

もし機織《はたおり》が上下の区別なく一般家庭に行わるることともならば、上下貴賤の間に穿《うが》ってある溝渠《こうきょ》に橋が架けられることとなり、富貴《ふうき》の淑女も貧賤の女子も同一の仕事をし、各自が相互のために働きつつあるのを知るからして貧富間の反目も少なくなるわけで、この利益のみでも見逃すことはできぬのである。

あるいは経済上より反対する人もある。大工場の器械設備は人間の仕事を減省し人生の福利を増進する——というけれども、いまだかつて今日《こんにち》のようにすべての人が仕事に多忙な時代はない。製作所にせよ、工場にせよ、商店にせよ、到るところ仕事に忙殺されつつあるにかかわらず一般家庭においてもまた昔より忙しい思いをしている……これがどこに人生の福利を増進しているのかさっぱり分からぬ話でないか。もし大工場の器械をやめてみるがよい。かえって人間の仕事は減殺《げんさい》し、多忙は閑散となるに相違ない。

また反対者の中にはそろばん問題を担《かつ》ぎだす者もあって、家庭で衣服を縫ったり織ったりするのはあまり金銭上の節倹とはならず、その利はその労を償《つぐな》わぬ——というけれども、しかしこれはいかにも数学にくわしい人の説ではあるが、いわゆる「勘定合って銭足らず——」ということを弁《わきま》えぬ人である。

論より証拠——いまの人のように百事金銭的利益を標準とし錙銖《ししゅ》を争っている間に、裏のほうから人間の安寧《あんねい》と健康が逃げ出しつつあるではないか。

何ゆえに人生に今日《こんにち》のように困難が多く疾病《しっぺい》が多いのか。言うまでもなく、あまりに金銭と利益とのみを勘定するに忙殺され、大切なことを忘却した結果である。いかに一方でそろばん玉をはじいて金を儲け、損をせぬようにしたからとて、他の一方で疾病《しっぺい》だの不健康だのが入ってきてはさし引き勘定なんにもならぬのみか、かえって結局、大の損失となるではないか……命あっての物種《ものだね》である。

家庭的裁縫・機織《はたおり》は人の精神を優尚にし、快活にし、確実にし、端正にし、貞操にして、その心の清浄となるためにその身を強健ならしむるに与《あずか》って偉大な力あることを知らねばならぬ。

以上のごとき理由よりして余は、現時の衣服はぜひ改良せられんことを切望する。

*

しからばいかようのものにするのが至当であるか——

このことは人々によりてその好尚を異《こと》にするからして、決してこれを一様にすることはできぬ。宗教家が宗規の一定の形の一定の色の衣をつけたり、または官吏が法律で一定の衣を定《き》められたりしているのは不自然しごくのもので、そばに見るものはもちろん、当人とてあまり自由な心持はせずに、衣服のために束縛せられている感をいだくに相違ない。

万々やむことを得ざるものにありてはともかくもだが、否《しか》らざる人々においては、その人の好尚の自由にまかせるのを至当とするから、余は決して人に衣服を一定せよ——と勧告したり強《し》いたりすることを好まぬけれども、天然生活の原則に照らして適当と信ずるところを述べようと思う。

　衣服について第一に研究を要するのはシャツである。すこし以前までは毛織のシャツがもっぱら用いられておったが、近来しだいに廃《すた》れて用いられぬようになったのは当然のことで、光線と空気とより遮断する不快が自然に人をして毛織シャツを廃止するに至らしめたのである。

　リネンのシャツははなはだよいが、それも織目の荒いほどよい。しかし織目の荒くてかつ丈夫なリネンのシャツは価《ね》が高いからして、上流社会には相当するけれども、中流以下のものには贅沢《ぜいたく》で不向きである。

　ゆえに一般の人は気孔に富みたる綿布で製したシャツを用いるがよい。それも現今《げんこん》用いられつつあるような窮屈なものとせずに、襟《えり》の周囲を幅広く切って寛濶《かんかつ》にせねばならぬ。またカラーは今日《こんにち》のように堅く高いものを廃止して柔らかな低いものとしてもらいたい。現に近来は漸《ぜん》次《じ》に低く柔らかなものが用いられるようになったが、これも高く堅いものが不自然で、拷問具にも等しきものであることが本能よりして自然的に覚られてきたためである。

　上《うわ》シャツを着るからには、肌着――すなわち下《した》シャツと股引《ももひき》とは着ないほうがよい。二重にも三重にも身体を包むことは天の命ずるところに背くもので、かくて光線と空気とより遠ざかった結果は知るべきのみである。もし従来の習慣上ぜひ下シャツを脱ぐことのできぬ人は、これも綿布製の寛濶《かんかつ》なものとせねばならぬ。

　婦女子はぜったい股引《ももひき》を廃すべきで、こんにち多くの婦人病は股引《ももひき》より来《きた》るとも言いうる。

すなわち婦人は体の下部に全身を支配するごとき重要なる器官がある。この重要なる器官を直接空気および光線と接近させることは、すなわちこの器官を強健ならしむるゆえんであるからして、今日《こんにち》のようにこれを保護して空気光線より遠ざけているとその部分は薄弱となり、思わぬ疾病《しっぺい》がここから侵入する。

余の理想をいえば、男女ともにシャツやズボンを絶対に廃止して、上から下まで打ち通しの簡単なるマント様《よう》の衣服を着用するにあるけれども、これは今日《こんにち》の人にはあまり急激の変化で実行し難いからして、やむなく右のごとく綿布製の寛濶《かんかつ》なものを使用せんことを慫慂《しょうよう》するのである。

つぎに上着――すなわち外服《そとぎ》は、現今のように窮屈なものや織目細かく空気の流通悪《あ》しきものなどは一切これを廃止して、寛濶《かんかつ》な、着心地のよい、気孔の多いものを用いねばならぬ。最も必要なことは寛濶《かんかつ》にするのみではなく薄着《うすぎ》にすることで、襲衣《かさねぎ》をすることはぜひとも全然これを廃止せねばならぬ。襲衣《かさねぎ》は百弊ありて一利なきものである。女子の服は荒き毛織または綿布で作ったものとし、手も足もきわめて寛濶《かんかつ》なものとせねばならぬ。

靴は土と接近を要する足部を全然包み隠すからして、それだけでもすでに害があるのに、歩行にあたっては足に出る汗がすこしも放散されずに籠《こ》もるからして熯鬱《ほてり》を来《きた》し、ために足は蒸気に蒸されるようになって薄弱になるのみであるから速やかに改良されねばならぬ。

すなわち、足に余裕を与えるために幅広くして、汗を放散させるようにズックまたはその他軽き地質のもので製造せねばならぬ。しかし完全を期するならば諸処に穴をあけたものとすべく、なお一層よいのは鞋靴《サンダル》である。

がんらい人間は跣足《はだし》で歩くのが天の命ずるところである。このことは次節の土論において詳説しよう。

靴下も長いのを廃し短くかつ荒きものを用うべく、手袋は絶対に廃止するがよい。冬季でも手を温かく保たんには、むしろ手袋をはめぬ習慣とするがよい。もしはめねばならぬ場合には毛糸または綿糸製で荒く編まれたものを用いることだ。

杖《ステッキ》は老若とも男子一般に用いられているが姿勢のためには持たぬほうがよい。若いときよりステッキを持ったために知らず識《し》らずにその姿勢が歪《ま》がっているのに気がつかぬ人は気の毒なものだ。

帽も不必要だ。ぜひ男女とも無帽で外出《そとで》する習慣に改めねばならぬ。天地間いずれの生物か帽などかぶって歩くものがあろう。ひとり人間のみが天意に悖《さから》って光線よりみずから遠ざかり、はなはだしきは拷問でもされているようなことをするのだ。

温気《うんき》が帽の中《うち》にこもる害は、ひとり毛髪を禿《は》げさすのみではない。脳を害することも決して少なくはない。もし日光のあまりに強き中を現代人のごとき斬髪で歩行するを苦とするならば、軽き麦わら製のものを用いるがよい。婦人の用いる精巧にして贅沢《ぜいたく》な帽と覆面とは、かならず廃止せねばならぬ。ヒステリーの原因となるほか何の効能もないものだ。

夜具は上流社会また中流社会でも多く羽根ぶとんが用いられたが、これは地質が緻密で「伝染病菌養成床――」とさえ非難されたほどだから、しだいに使用者が減じてきたのは喜ぶべきことである。かくのごときものは一切廃止して綿または毛織のふとんを採用すべきである。綿ぶとんは暖かいとは言えぬが、そのかわり価格はきわめて廉《やす》い。しかもこれらの布団《ふとん》とて厚いのはよくない。薄いのを用いる習慣とするにかぎる。

住居は窓を多くしてすべて開放することとし光線空気を自由に出入りさせねばならぬ。室内は日当たりのよいように建て、石造よりも木造のほうがよい。石造は湿気をこもらせるので衛生上によろしくない。壁は石灰またはセメントよりも粘土で塗るにかぎる。粘土は湿気を十分に通過させ、室内を乾燥させる効があるものだ。また地下室は居間にも炊事場にもよろしくない。

すべて家屋は従来よりもいっそう風通しをよくするように作られねばならぬ。窓かけなども用いぬか、または数を減ずべきだ。

＊

以上はだいたいの原則標準を示すにすぎぬ。人には各々《おのおの》その人独特《どくとく》の好尚もあれば、またその人についての事情もある。ゆえにまず事情の許すかぎりにおいて天然に帰ることを志《こころざ》さねばならぬ。

かくてこそ初めてその生活に光輝を生ずるに至るであろう。

第四章　土と人

「鳶《とび》飛んで天に戻り、魚《うお》は淵に躍る——」とは古い言い草だが、天地間の生物は各々《おのおの》その天賦《てんぷ》の性にしたがい棲《すみか》を定め、もしそれに背けば片時《かたとき》も生存しえぬことをきわめて簡単明瞭にいい表したものだ。獣《けもの》は原野を走り、虫は土中を這《は》い、人間は地上に棲《す》んでいる。

人間の棲所《すみか》が土の上であるということは何人も承知のことでまたおそらく異存を申し出る者もあるまい。普天《ふてん》の下《もと》、率土《そっと》の浜《ひん》、みなこれ人間の土地にあらざるはなく、人間はじつに土上の君主である。まさによろしく正々堂々としてその領土をしっかり践《ふ》むべく、すこしも遠慮するには及ばぬことだ。

しかるに何事ぞ、いまの人間は土を踏むことを遠慮するばかりか、はなはだしきはこれを恐怖しているのだ。人はまず土に対する恐怖心を除き、われわれの祖先が土と仲よくした古《いにしえ》に帰り、土と旧交を温むるにあらざる限り、とうてい幸福なる新生涯に入《い》ることはできない。

ギリシヤの神話にヘラクレスという英雄が、船に乗りてリビアに渡り、その花園にありという黄金の林檎《りんご》を略奪に行ったときに、林檎《りんご》は一足《いっそく》に十マイルもまたぐ巨神アンテウスが守護しているのでいかんともすることができなかった……

巨神アンテウスは地に両足を踏んばり大空を支えている役目であったが、それが土から足を離す時にかぎり意気地ないものとなってしまうのを見抜いたヘラクレスは、計略をもって自分がアンテウスの任に代わり天を支えようと欺《あざむ》き、巨神の足を地上から離させて何の苦もなく容易に敵を征服し、その花園にあった黄金の林檎《りんご》を得て凱旋《がいせん》した……。

これは人間が土と離るべからざるものであることを教えたものにほかならぬ。

森林に住んでいる動物――なかにも兎《うさぎ》や鹿《しか》がその巣を作るときには、木の葉も木枝もその他木切れも掻《か》きのけ、時によると降りかかる雪すらも掻《か》きすてて地を清め、土の上に直接に転がって安息する。

また狐《きつね》と狸《たぬき》とは、いろいろな品物をその穴にひきこむけれども、眠る場所はかならず何ものも敷かぬまったくの露地とし、穴の中でこの露地の部分を寝室と心得ている。

野猪《やちょ》は木の葉や木片《きぎれ》をかき集めてその中で跳ねまわるのを好むけれども、寝床はまったく露地としている。伏す猪《いのしし》の床が萩《はぎ》であるのは一時的遊べる場合で、永き安息につくときはかならず露地を選択する。

野獣のみでなく、不自然に育てられ不自然の生活に慣れた家畜ですらも、これを畜舎から開放するとただちに露地に出《い》でて横たわるのはたれも知れるごとくであるし、またもし病気になった牛馬や豚を畜舎から駆り出しておけば、彼らが行くところは枯葉や積藁《つみわら》などの上ではなくてかならず土の上であるばかりか、なお彼ら家畜はその土を掘ってその中に体を横たえるのである。

病んだ家畜は薬を飲ませずとも、彼らを放ちて土の中に横たわらせると、たいてい二、三日も経《た》たば健康が回復する。

つねに靴をつけずに土を踏み土と親しんでいる獣類ですらも病気のときにはなおいっそう土と密接に親しまんとするのを見ても、土地が地上に住む獣類――なかんずく土上の君主たる人間といかに密接にして離すべからざる関係にあるやは明白である。

土は人間にとりて幾多《いくた》の意味を有し、人間のもっとも近き親類縁者であるのだが、浅はかな智慧を誇りとしてこの土を恐怖しているいまの人間にはなお二、三の説明をせねばこの理を覚らしめることができぬのを遺憾とする。

＊

むかしローマ人が執政官を選挙しようとて神慮を問いしに、外征の諸将中で凱旋《がいせん》後にまずその母を接吻《せっぷん》したものを採用せよ――との託宣を受けた。

やがて軍人を乗せた船が帰帆すると、諸将みな上陸をしたが、その中《うら》の一人は上陸するやいなやただちに地上に平伏して地に接吻《せっぷん》をしたので衆人はこの将軍を執政官に選挙した……

ローマ人は土をもて人間の母であると尊重しておったのである。

かの聖教に「――主なる神は地の砂より人を作りたり」と出ているのも、また神が人に向かって「――汝《なれ》は砂なり、汝《なれ》は砂に還《かえ》る」と言ってあるのも、みな土の尊きゆえんを説いたもので、元来《がんらい》われわれ人間は、威張っているものの、もとこれ土から出てきたものに相違なく、もし完全な精神化に達せず、腐敗作用に打ち勝つことができないときには再び土とならねばならぬ。

土は人間の元素ともいうほど、それほど人と親しく、人間の故郷であるのだ。古人がこれを尊重したことについては大いに反省せねばならぬではないか。

土はかく古《いにしえ》よりわれらの祖先に尊敬されたのみでなく、実際上にわれら人間に対し偉大なる力を持っている。

銃猟の大家にしてまた人間研究の大家として高名なるゼル博士は、足を蝮《まむし》に咬《か》まれた猟犬が沼に走りて傷所《きず》を泥中に入れてその毒より免れたことや、上体部に貫通銃創を受けた鹿《しか》が沼泥中にその部分を没入して治療させたことを記載しているし、また象《ぞう》は捕《ほ》拿《だ》されたときにその傷口に唾《つば》でねった土を塗るということも動物書に記載せられているのみならず、近ごろ評判となった驚くべき事件がキャスタ在のレケール村で持ちあがった。すなわち――

二十歳《はたち》の女子が草を刈っておったのに、その足を蝮《まむし》に咬《か》まれたので、父に伴われ、ほど近きキャスタ市に行って医師に診察をうけたが、そのとき蝮《まむし》の毒は右脚および右腕の全部に拡がっておったので医師はさじを投げたので、やむなく居村《きよそん》に連れ帰られ、すでに人事不省《じんじふせい》に陥っていた……

ところがその父はふとその村に蝮毒についての伝説があることを思い浮かべて、最後の手段とし、諦めのために、伝説にいえる療法を行うことを決心し、庭に穴を掘り、娘を裸にしてその中《うち》に容《い》れ、頭だけ出してその他全体に土をかぶせて生き埋めという形にした……

このことを聞いた村役人は驚くまいことか、父は娘のために狂気になったものとし、人権を蹂躙《じゅうりん》する重大事件だとしてこれを警察に訴え、警察力で娘を掘り出そうとした……

しかるに村の人々は父に同情をして、どうせ死せるものであるから、伝説どおりにやらせておいてもよいではないかと争った。ここに警官と村民との頑強なる押し問答と喧嘩《けんか》が行われ、警官はさらに上長官に訴え、上長官が来て説諭するなど患者はソチのけでかれこれ悶着《もんちゃく》を起こしているうちに多くの時間を費やしたので、みなみな患者はどうした――と気づいてみると、人事不省《じんじふせい》からやや覚醒しておった。このさまを見た警官は初めて我を折り、勝手にさせて干渉せぬこととした……

かくて六時間ののちに掘り出したときには患者はほとんど全治していた――というこの大事件は、さすがに頑迷浅慮な現代の人士を驚倒させたのである。

こんな例は決して少なくない。ヒュー博士もその南亜紀行中に、

「――ある日カッフル人を馭者《ぎょしゃ》として馬車を駆り外出したるに、途中馬車は顚覆《てんぷく》し、余は腕を、馭者《ぎょしゃ》は脚を傷つけた。余は欧人の医者につき、外科手術により腕を繃帯《ほうたい》し、日ごとにその繃帯《ほうたい》を取りかえ、六週間後にようやく全治して百ポンドの謝礼を呈したるが、脚を傷つけたるカッフル人の馭者《ぎょしゃ》はその友人のもとに行き、地面に穴を掘らせ、その中に脚を入れ、土にて蔽《おお》いたるのみなるに、わずかに五日にて全治したり。彼ら蛮人の療法の簡単なる、しかしてその傷痍《しょうい》

の癒ゆることの迅速なるには驚かされたり……」と書いている。

またジェ・ダブリュ氏は、ハルハとジャバとの間のササレア付近はマラリアの本場で、沼沢《しょうたく》に富む不健康地で、欧州人はしばしばこれがために悩まされ多くの命を失うものがあるのにもかかわらず、その地に住するべドウィン人種は熱病にかかれば直ちに沼中に身を投じ、泥のついた体を日光に乾かし、かくしばしば繰り返して下熱せしめ、平気の平左《へいざ》でいることを記している。

動物のなすところや野蛮人のなすところは、必ずしもそのことごとくが真理ばかりではない。彼らとても真理に反した過《あやま》ちをあえてすることは少なくない。したがって直ちにそれをまねよ——とは言わぬけれども、しかも彼らがなすところは、多くは何人にも教えられず天賦《てんぷ》の本能に教えられたところのもので、かく本能に基づくところのものは、奪うべからざる真理を蔵すること決して少なくない。ゆえにその真理の存するところ、天の命ずるところにはかならず服従し、またこれを範とせねばならぬ。

土が創傷に対して治療的効果を持っていることは、独《ひと》り以上の事実のみではなく、かの日露戦争当時において、負傷者の早く収容せられ外科的手術を受けた者よりも、たまたま運わるく遺棄せられ、苦痛困憊《こんぱい》のあまり泥砂《でいさ》に埋もれておった者のほうが、早くかつ完全に治癒した幾《いく》多《た》の例を報告せられているのに見ても疑うべき余地はない。

これらに見ても土がわれら地上の君主たる人間にとりて最も大切な親密なものであることは

もはや一点争うの余地なきものである。

われらの祖先はよくこの土と親しみ、日常跣足《はだし》で歩行しておった。その時代には、身体はつねに土と連通しておったからして、われら人間の身体はきわめて強健なものであったが、天命にもとり跣足《はだし》を廃し、靴を使用して身体と土との縁を絶って一つも連接することができぬこととしたからして、ここに天罰はてきめんに到り、身体はしだいに尫弱《ひよわ》なものになり、かつ神経病をはじめとしその他いろいろの疾病《しっぺい》をさえ招くに至ったのである。

もしこれら現代人がその訴うる幾多《いくた》の災殃《さいおう》より免れ出たいならば、すべからく古《いにしえ》に帰り、跣足《はだし》で歩み、また野宿をして樹下石上に寝るだけの勇気を起こさねばならぬ。

余はまず跣足《はだし》につき説明しよう。

＊

文明の桎梏《しっこく》を排除し開化の羈絆《きはん》を逸脱せんと欲せば、まず跣足《はだし》にならねばならぬ。靴をぬぎ、履《り》をすてて、家の内外を歩むのときに、はじめて天意とわれと相共通するの快を覚ゆるのである。

跣足《はだし》にさえなれば貧血で冷え性の足もたちまち多血で温性となり、充溢しまた鬱積した脳の血液もただちに活躍し疏通《そつう》するからして、気力が増進し、精力は強烈となり、風雨や寒暑には十分にこらえ凌《しの》ぐことができて、新たに快活な生活を営みうるに至る。

今日《こんにち》のように神経衰弱や神経過敏の人間でこの地球を充満させている時代において、とくにこの跣足《はだし》の必要を主張せねばならぬ。われらの質朴《しつぼく》な祖先はみな田園生活をして、はじめは跣足《はだし》で、のちには草鞋《わらじ》で、夏も冬も何の不足なく何の苦痛なくきわめて平和に暮らして、感冒《かんぼう》だの神経過敏だの、狂気だの自殺だの、その他近代人の生活に見るような忌々《いまいま》しい禍害を受けることはなかったのである。

あの不恰好《ぶかっこう》な奇怪千万な長靴《ながぐつ》や、ふしぎな恰好《かっこう》をした短靴《たんぐつ》で足を禁錮《きんこ》し圧搾しているのは、虚心平気になって考えれば吹き出したくなるほど滑稽《こっけい》千万な図である。踵《かかと》の小さい、爪先のとがった靴で危うく体を支えている婦人や、袋のごとき大きく重い長靴《ながぐつ》を苦しげに引きずっている男子のざまは決して見っともよいものではない。

しかし前篇に説きたる裸体生活が、現代において場所を選ばず実行しあたわざるがごとく、この跣足《はだし》もただちに街衢《がいく》をゆくに適せぬかもしれぬ。けだしわれわれは自己のためにのみ生活するものではなくて、神とわが同胞のために生活するものであるからして、他人の利害も考え、社会一般の秩序も重んぜねばならぬ。

裸で道中はならぬ掟《おきて》……どこでも跣足《はだし》で歩くわけにいかぬこともあるのは勿論《もちろん》だが、しかし少なくとも自家の室内や庭園を跣足《はだし》で歩むのは何の妨害なきのみか、すこし奮発すれば田舎などでは町へも出ることができるし、都会でも街衢《がいく》をゆきて差し支えないこともある。

しかし一般の秩序を重んずるのはよいが、理由《いわれ》なき他人の嘲笑や、侮辱や迫害に頓着《とんじゃく》してはだめだ。われらは是非の分別を有せざるべからずして、この分別により理論上に是《ぜ》と信じたところはどこまでも実行するの胆力と勇気とを持たねばならぬ。もし勇往邁進《ゆうおうまいしん》すれば一方に自身の胆気を練るの利益あるとともに、他方には精神力を発展させて健康にして幸福なる生涯に入《い》ることができるのである。

跣足《はだし》は足裏を自由にして光線と空気にさらさせるの利益のあるばかりでなく、なお身体を大地と連通させるという重大な利益があることは前《さき》にすでに述べた通りだ。元来《がんらい》われらの皮膚のなかで体内の不用物をもっとも多く排泄《はいせつ》するところは足裏である。この足裏を包み隠してすこしも外気に触《ふ》れしめず、排泄分泌《はいせつぶんぴつ》を土に吸収させないのは何という乱暴なことであろう。素足《すあし》はいずれの点から見ても必要である。跣足《はだし》が不都合だとすれば、何ゆえにその手もぜんぶ蔽《おお》い隠さぬのか。手だけ出しているのもおかしな話ではないか。

かくいえばとて、余は必ずしもすべての人に跣足《はだし》で市街をゆけ――とは強《し》いぬ。元来《がんらい》かようなことはみずから覚って行わねば、他より強制するのはかえって害あって一利を認めぬからである。

しかし跣足《はだし》で市街をゆくを欲せざる人も、田舎へ遠足するときとか、または郊外散策をするときにはぜひ奮発して跣足《はだし》をやってもらいたい。山野・森林・原野・阡陌《せんぱく》において跣足《はだし》でゆくの心地よさは、一度実行した者のとうてい忘れることができぬところである。

乾ききった地上をゆくのは時には不快を覚ゆることもあるから、湿りたる青草の上や、または潤いたる地上を跣歩《せんぽ》するがよい。湿りたる地は熱の良導体であるから、これを踏めば、体内に蓄積せる悪気は足の裏を伝うて地にうばい去られる。朝日の煦々《くく》たる晨旦《しんたん》に跣足《はだし》で草原を歩むことの爽快な気分は何ものにもたとえられぬものだ。

もっとも冷え性の人で足がつめたい人は最初すこしのあいだ早足で跣歩《せんぽ》すれば、いくばくもなく足の裏はホテホテと温かくなるからすこしも恐れるには及ばぬ。慢性の冷え性の人でも数日この跣足《はだし》で土を踏むことを怠らねばただちに効験が顕《あらわ》れて温かい足となるほど、それほど跣足《はだし》はわれらの生活に大なる関係のあるものだ。

厳寒のときに不慣れの人は時としてヒビをわずらうから、かかる場合にはやむを得ず足を包むべきである。しかしすこし習熟すればいかな厳冬の氷上も決して寒気を感ぜず、したがって凍傷なども受けないようになる。

昔より戦争は度多《たびおお》く行われた。厳寒の戦争も決して珍しくない。そうしていまだ多く凍傷についで聞かざりしものが、近世とくに十九世紀のいわゆる現代生活に入《い》りてのちの冬季の戦争において、凍傷のため戦闘力を失うことが多大であるのは、一つにこの誤りたる現代生活により身体の寒気に堪《た》ゆる力がいちじるしく減少した結果である。日露戦争における凍傷者数の多大であるのを見るもの、たれか寒心せざるべき……

もしまったく跣足《はだし》が困難であらば草鞋《わらじ》を用うるのもよい。靴で包むよりはよほどの利益がある。靴の圧迫と靴下の鬱燠《うつおう》から免れさせるだけでも非常な利益がある。現に余の知れる者は靴を廃したのみで元気活発となった。

要するに何人も自宅または仕事場ではかならず跣足《はだし》になるか少なくとも草鞋《わらじ》ですませることにしてもらいたい。それだけでも大変な利益があるのを保証する。

あるいは草鞋《わらじ》は不体裁だという者もあるが、昔のギリシャ人や古代の帝王はみな鞋《わらじ》をはいていたことは絵画や彫刻にて伝えられているところで、みな鞋《わらじ》であるけれども威風凛々《りんりん》として四方を圧するの概《がい》がある。鞋《わらじ》は少なくとも現代の尖《とが》り靴よりはるかに立派で優美だと信ずる。

人によりては靴下を用いず素足《すあし》に靴をうがつ人もある。これでも少なからぬ利益のあるのはもちろんだ。何ゆえに一歩を進めぬのであろう。もし靴下も廃することができぬとあらば万々やむを得ない……かかる人はもはや共に天然生活を語ることはできないのである。

しかし少しにても現代生活の禍殃《かおう》より免れんとせば、せめては毛織のものをやめて木綿《もめん》またはリネンの靴下を選び、その色も黒や赤をやめて天然色のものとするがよかろう。

どこの世界に足に物をつけて歩む動物があるであろう。ひとり人間が大切な大地と足との縁を靴で隔絶させているばかりだ。かかる不自然はすべからく速やかに棄《す》てねばならぬではないか。

靴が衛生上に害あり、また経済上に不利であることはもはや何人も了解するところであろう。

＊

つぎに余は一歩を進めて跣足《はだし》のほかに野宿を勧告したいのである。すべての動物が疾病《しっぺい》にあたり、その身を土中に埋《うず》むることは前《さき》に説いた通りで、大地はわれわれにとってその疾病《しっぺい》すら治癒せしめるくらいに、体内に鬱積するところの不用物を吸収する。ゆえに、ただに足の裏で大地と接近連接するのみではなく、なお身体の他部をもこれと連通接近せしむることの必要なのは言うをまたぬ。

人間は二六時中絶《た》えず直立して生活するものではない。ひとり人間ばかりではない。すべての動物がみなそうだ。しかる以上は、われわれ人間は足の裏で地に接するほかに、さらに体の他部でも地に接することが天理にかなっていることは見やすき理《わけ》である。地上の横臥《おうが》はこの理《り》によりて最も大切な要件とせねばならぬ。

ある種の疾病《しっぺい》を治する場合に、温泉地方の土中にその身を埋《うず》むることは現代の人もこれを行うているところであるが、これは温泉そのものよりも土中に身を埋《うず》むということ、すなわち身体を大地に密接させるということが重大な意味をなしているのであって、この大地に身体を密接させるのは温泉の湧くところに限ったわけではなく、むしろ普通の砂中でたくさんなわけであり、温泉地方を選ぶは寒冷のその身を賊《そこな》うを恐るる杞憂よりするのみであって、かれとこれとは理論において何の相違もないのだ。前《さき》に説きし蝮《まむし》に咬《か》まれた娘が土中に埋《うず》められることによって治癒したのを見ても、主として身体に働くものは大地であって温度ではないことは明らかだ。

地上に眠ることはこの意味よりして跣足《はだし》以上に重大な意味をもっている。樹下石上に眠ることは大自然の法則にかなうもので、軟草の茂生せる草原に、はた、膚《はだ》やわらかき砂地に眠るの快楽は、その味を知ったものの何人もかならず忘るる能《あた》わざるところだ。

もっとも地上に眠るとき、はじめの一、二夜は不愉快であるが、二、三夜を経ればしだいに爽快となり、のちにはとても屋内には眠られぬようになる。

ドイツの気候では最初は夏の暑き夜か、または春とか秋の温和な夜中にかぎり地上に臥《ふ》すことができて、厳冬のころには危険であるけれども、それも慣るれば夏も冬も何の選ぶところがないようになる。

しかも単に地上に臥《ふ》すのみではなく、裸体または毛布一枚にくるまって露宿すればさらに妙だ。はじめのうちこそ普通の寝台に眠るごとくにやすやすと眠ることができないが、二、三夜を経れば、平生《へいぜい》いかに頑固な不眠症の患者でも熟睡することができるのみか、非常に爽快活発を覚ゆるにいたるのは余の「専門道場《ユングボーン》――」における数百の例が確実に証明している。

もっとも人によっては以前より永く眠られぬ者もあるが、地上に少時間ねむるのは室内で永き時間ねむるのにもまさって、睡《ねむ》る時間は短くとも翌朝は十分に気力を回復し、精力すこぶる旺盛になるのである。

かの山野を駆ける禽獣《きんじゅう》は、時々刻々に純然たる休息につくという人間にはまねのできぬ芸を持っていて、人間のように深く眠るものではない。家に飼育する犬でも猫でもその他の家畜でも、夜と昼とを選ばず時ありて休息をするが、人間のごとく深く眠りに落ちぬのはたれも承知のとおりだ。それでいて人間の睡眠にもまさりて十分に元気を回復して活発となるのである。

単に動物のみではなく、われらの祖先もまたそれに似たものがあり、少眠にして多効を得たことは、歴史物語などにおいて、はた英雄豪傑の伝記などにおいてしばしば見聞するところではないか。ゆえにもし人間にして天然に密接すればするほど睡眠の必要が減ずるに反し、元気はかえって活発となる。

元来《がんらい》こんにち文明人の睡眠はあまりに長すぎる。これは自然の睡眠ではなくて、精神が困憊《こんぱい》し耗弱《もうじゃく》した徴候にほかならぬ。こんにちの人間は興奮をして覚醒しているのでなければ、死のごとき状態におちいる。すなわち現代人の睡眠はまことの睡眠ではなくして、まったく仮死の状態である。

いかにも規則正しくして、何時に起き、何時より働き、また何時に臥《ふ》す……というごとく几帳面にやってはいるけれども、じつは真の平和な安息法を知らないのだ。

したがってついには疾病《しっぺい》に囚われざるを得ないので、興奮の後には不眠症が襲い来《きた》り、あるいは容易ならぬ容態にさえおちいる。

もし人の健康程度が増進すれば、したがって眠欲は減じ、睡眠時間が短縮される。これは小児が体力弱きために多くの睡眠時間を要し、長ずるにしたがってしだいにその時間を短縮し、また老年に及んでようやく睡眠をむさぼるに至るのが明白に証明している。（もちろん不眠に悩む老人のごときは別問題で、これは興奮のあまりすでに病となっているもので治療を要する。）

すなわち大地の上の少眠が屋内の多眠にまさるのはこの理に基づくもので、いまの人のように仮死状態に入《い》らず、真の安息・真の睡眠に就《つ》くからである。この点から見ても露宿は大いに歓迎せねばならぬ。

かくいうものの常に露宿することは、北の寒冷なる地方ではもちろん、また南ドイツの温暖な地方でも実行しがたい点もあろう。しかし習慣は恐ろしいもので、練磨すればわが身は金鉄のごとくになる。すこしも恐怖するに足らぬのである。

夜中の天然は生気が充満し活気が横溢《おういつ》している。試みに夜中に森に往《い》ってみればかならず何人も天地の化育が駸々《しんしん》として行われているのを認めるであろう。草の生長するのももっぱら夜中で、日中ではない。花の開くるも夜の精気を受けたのちの早朝なるが多いにみても、夜中の氛気《ふんき》がいかに清浄にしてまた活気に富むかを知るに足るのだ。

したがって夜中に天機神秘に密着すれば格段の霊効のあることは疑いをいれぬ。寥廓《りょうかく》たる杳《よう》冥《めい》のもとに坐臥《ざが》すれば、精神上ならびに肉体上に至大の利益のあるのはもちろん、ことに夜間蒼穹《そうきゅう》のもとにおれば玄妙不可思議な天の生気をうけて、ふしぎにも病痾《びょうあ》を回復し、身体を強壮にするのである。

試みに植物の頭上に鉄線を張って、荒い目の屋根をつくり、夜気に接することを少なくすれば、その植物はしだいに生気を損ずるのに見ても、われらが夜間大空のもと大地の上に草を枕にして眠るのことのいかに自然にかなえるかは想像のほかであらねばならぬ。

いまの人は露宿することができないにしても、せめては郊外散策のときには衣を脱して大地に横臥《おうが》してみるがよい。それもできねば着衣のままでもよい、地上または草の上に大の字になり仰臥《ぎょうが》したり俯臥《ふが》したりするがよろしい。それだけでも有力なる休息法である。単に露地に坐し腰をおろすだけでも、腰掛に横たわるよりは有効な安息法となる。

*

あるいは余が天然生活における土と人との関係を論じたに対し、よしや足部であれ身体を直接大地に接せしむることは危険である、その部分より細菌が侵入するの虞《おそ》れがあるから——と主張する者もある。

彼らは日々に新規な科学的原理を発見して惴々焉《ずいずいえん》としてみずから畏怖しつつあるは、むしろみっともない話ではないか。それも新発見のいわゆる「原理——」なるものが千載不易《せんざいふえき》の自然の理法にかなえるものならいざ知らず、朝是暮非、昨唱今廃というも愚かなくらいで、変遷動揺の常ならぬものであるばかりか、その社会にはつねに争闘の絶ゆる期《とき》とてはなく、なかんずくかの細菌学のごときは大なる発見をした代わりに往々まちがった発見によりて最初は世界をして驚倒感歎せしめたにも似ず、のちにはその誤見の暴露せられ、黔首《けんしゅ》を愚にし、黎民《れいみん》を荼毒《とどく》したことも少なくはない。よしんばその観るところの正しく、肉眼に見えぬところを顕微鏡やレントゲン装置で見るを得せしめた功労はあるにせよ、堂々たる五尺の人間をして、顕微鏡でなくては見えぬくらいな多寡《たか》の知れた微生物をうかがい知って、それに対して戦々兢々《せんせんきょうきょう》として天魔波旬《てんまはじゅん》を恐れるよりもいっそう恐怖させるのは何というまちがった、また意気地のないことであろう。

　むかしダニエルは神を篤信して獅子《しし》のあごの下すら恐れずその窟《いわあな》に入ったではないか。しかるに文明開化をもって誇る現代の人が、微生物を発見したのは手柄ながらも、これを恐怖し、そのため病を獲《え》、獲《え》たる病はその恐怖のために治せず、あるいは発狂して死に至るものがあるのは何たる肝玉《きもだま》の小さいことだ。

　そもそも黴菌《ばいきん》というものはまちがった生活の結果より来《きた》る。わが心正しければわが身もまた壮健で、わが身壮健なればいかなる黴菌《ばいきん》も、これを冒し、これに侵入することはできない。黴菌《ばいきん》はじつは疾病《しっぺい》の根本ではなくて疾病《しっぺい》の副産物たるにすぎぬ。すなわち、われらの身体に一朝虚隙《きょげき》ができるとそこにはじめて黴菌《ばいきん》が侵入するのだ。虚隙《きょげき》ができるのが疾病《しっぺい》で、黴菌《ばいきん》はその疾病《しっぺい》につけこむ分家のようなものだが、もちろん後《のち》にはこの分家がかえって庇《ひさし》を借りながら母屋《おもや》を占領するようにもなる。

　ゆらい人間は物質のみのものではない。精神界のものだ。われらは物質の仮想幻影に超然たらねばならぬものであるに、ひとり物質たる細菌をのみ恐怖して少しも細菌の来《きた》る原因に思いを致さぬのは、頭隠して尻隠さぬと同一般……また末《すえ》を清めんとして源《もと》の濁《にご》れるをそのままにしておく大ばかのまぬけ野郎といわねばならぬ。

　まず神の悠久不易の法律と天然自然の絶叫とに遵《したご》うて、根本的にその禍根を絶つの大勇猛心を発起せねばならぬ。もししからずして、いたずらに細菌の末に拘泥《こうでい》し、これに畏怖すれば、ますます身体に虚隙《きょげき》を生じ、細菌に覬覦《きゆ》の余地を与えるにいたる。

かのコッホとコレラ菌に関し争論したペッテンコーファーは、コレラ菌を呑んでも、その病毒に命を取られなかったではないか。確信の強きところには、目に見えぬ幺微《ようび》生物すら入《い》ることはできないのだ。

われらは、推移変遷走馬《そうま》燈《とう》のごとく応接にいとまなき科学の流行的学理に拘泥《こうでい》せんよりも、むしろ根本に立ち帰り、幺微《ようび》生物や細菌をして乗ずる能《あた》わざらしむるよう、大自然の法則が命ずるところにしたがって、われらの生活をあらため、その身体を強壮にしておくべきではあるまいか。

われらは黴菌《ばいきん》を恐るるに足らぬ。どこまでも古《いにしえ》に復《かえ》り、神の命と天然の声とに聴従し、毅《き》然《ぜん》として、堅固な確信をもって猛進せねばならぬのだ。

第五章　食物および飲料

人間が神の命令に服従している間は、人は何の不足もなく全能至善《しぜん》の金城鉄壁内に神のふところに抱かれ安康に棲息したのであったに、一たび他に欺《あざむ》かれて禁制の食物を喫《く》ってからしだいに堕落して災厄にも苦しめられるに至ったことは聖書に記せる通りである。

堕落の根本は肉食をしたことで、それよりしだいに天然に遠ざかり、ついには不自然な飲料・アルコール・その他をまでも用いるに至り、ために人間は食物によってのみ生き、食物を求めるのが人生の目的だとまで考えるほどに成りさがったのである。

かく成りさがると、人間が自然から与えられた味官はしだいに毀傷《きしょう》せられ、生まれもつかぬ片輪《かたわ》の味覚者となり、虚心平気に考えればきわめて厭《いと》うべく嘔吐《おうと》すべき物をも嘉肴《かこう》として喜んで食い、至って忌むべく斥《しりぞ》くべきものをも美禄《びろく》として飲用し、もってその気力の養われず、その嗜欲《しよく》の満たされざるをこれ恐れているのだ。

こんにち人間が割烹術《かっぽう》の極致として賞味している料理も、健全な本能はみなこれを嘔吐《おうと》するのみであるに、人間がこれを甘《うま》しとするは、その本能がすでに退化しているからだ。

試みに吾人《ごじん》が珍饈《ちんしゅう》とする食物を獣畜に投与してみるがよい。獣畜は決して鼻もひっかけない。いわんや今日《こんにち》の紳士が口にくわえている煙草《たばこ》や、酩酊《めいてい》するところの火酒《かしゅ》などを与えられたら、獣畜は驚き怖れて逃げだすのみである。しかるにその本能の麻痺《まひ》した人間のみが、これらのものを珍重しているのはじつに浅ましいことではないか。

浅ましさは肉食をなすことにおいてさらに甚《はなは》だしきものあるを認められる。がんらい禽獣《きんじゅう》が屠殺《とさつ》せられた時には死屍はただちに硬直作用を起こすものだが、人間は硬直より進んで分解作用に入った時でなければその肉を啖《く》わない。時とすると腐敗を待ちてはじめて調理して食膳に供する。ゆえに人間はかの死屍を食う極醜の獣《けだもの》とされているハイエナと兄弟であると言わねばならぬ。なさけない話じゃないか。

ドイツ式の家畜飼育法によると家畜は糞尿のなかで生まれ、糞尿のなかに長じ、糞尿のなかに養われ、人工的の助成いたらざるはなく成さざるなく、しかるのちに食用として屠殺《とさつ》せられる。

「肉を食う――」というと立派なようだが、じつは糞を食うているも同然で不浄きわまるものだ。かかる不浄のものであるから、これを食う人間の血はたちまち瀆《けが》され、死屍より醸《かも》す毒素のために全消化器が侵蝕せられる。

愛の権化たり神の造りし物のうちで至高の位にいるところの人間が、その営養《えいよう》のために獰猛《どうもう》残忍なものと化しさり、その食物を獲《え》んため自己と同様に感覚を備えたる同類に対して凶器をむけ、その心臓を刺し、淋漓《りんり》たる流血を見て何の怪しむところもないとは、まことに恐ろしいことではないか。

じつは多数の紳士淑女はこの恐るべきことを知っている。ゆえにその責任を免れんために、この残忍の仕事をば動物屠殺《とさつ》を職業としている者に委任しているのだ。そうしてその罪悪をばその者に背負わせて自己は関せず知らずの顔をしているのは狡猾《こうかつ》もまた極まれる話ではあるまいか。

すべて人間は生類《しょうるい》に忍びざるの心を持っている。たれか牛羊豚鶏が觳觫《こくそく》として死地に就《つ》くのを見て忍ぶものがあろう。とくに婦人においては、畜類の屠殺《とさつ》されるところを目撃したならば必ずや震慄《しんりつ》して逃げだすに相違ない。

惻隠《そくいん》の心は何人も持っている。したがってこれを専業者に委任したからとて、その罪を免れ得るものではない。自分で食う以上は自分で手をくだして殺すも同然であることを知らねばならぬ。

人間は元来《がんらい》は慈悲仁愛の権化であった。ゆえにすべての他生物から尊敬愛重せられていたのであるに、一たびその肉食のために殺戮《さつりく》をたくましくするに至ってすべての生類《しょうるい》は悪鬼羅刹《あっきらせつ》のごとくに人間を恐れるに至ったのだ。野生動物がつねに戦々兢々《せんせんきょうきょう》として無慈悲な人間の手から自己を擁護するに浮身《うきみ》をやつしているのはこれがためだ。

人間の臭気がひとたび至らば、森の動物は殺鬼の襲来したように恐慌する。いったん人間に捕えられた鹿《しか》の児《こ》は、母鹿は再びこれを近づけぬというし、人の臭気が巣の上に移らば鳥はその巣とともにその雛《ひな》をも棄《す》てるとさえ言われている。それほど他生物に恐れかつ嫌われるに至ったのはあにまたあわれな話であるまいか。

ああ人間の良心はなぜにかくまで麻痺《まひ》し、かくまでに頽廃《たいはい》したのであろう。人間がその良心にそむき、神の命にもとり、卑劣なる享楽に溺れ、はなはだしきは酸鼻《さんび》すべき口腹《こうふく》の嗜欲《しよく》にふけり、人造的食餌《しょくじ》をとり、腐敗した死屍を滋養物として求めるからして、ここに人間の求むるところとは正反対のきわめて悲しむべき結果を来《きた》すのである。

不平・憂鬱・厭世・病苦・虚弱・罪悪・病身・早老・夭死《ようし》など人の忌むところのすべての災厄はみなその応報である。もしこの誤りたる生活をあらため、天然的の質素なる食物を摂るようにならば、はじめて天与の智力と能力とを強健にし、その生命を長からしめることができるであろう。

あるいは人間は簡単より複雑に進歩発達し来《きた》りしもの、いまさら野蛮人や禽獣《きんじゅう》のごときまねをして単純な食物に満足することはできない――という者もあるが、まことにその通りで、余はこんにちの文明人に野蛮人のまねをせよというのではない。ただ誤りたる文明に眩惑せらるるなきを望むのみである。

こんにちの文明人の贅沢《ぜいたく》はあまりに甚《はなは》だしいではないか。その食物は不自然で、人工の絶頂に達し、その質その量およびその料理方においてしだいに奢侈《しゃし》になってきて、煙草《たばこ》にふけり、肉に飫《あ》き、酒に乱れ、沈湎饕餮《ちんめんとうてつ》、みずからを欺《あざむ》いてみずからを制することを知らない。ためにその消化排泄《はいせつ》の器官は食物で聚積《しゅうせき》渋滞せられ、飲みもので浸漬漲溢《しんせきちょういつ》せられる。

ゆえにその心意、痿蹶昏聵《いけっこんかい》、その頭脳は円滑に活動せず、疾病《しっぺい》と死とに対して抵抗力を欠くに至ったのである。

試みにこんにちの放埒《ほうらつ》なる宴会を覗《のぞ》くと、紅《くれない》の花や青葉で飾られた食卓に大牢《たいろう》の盛饌《せいせん》をのせて、煌々《こうこう》たる電燈のもと玲瓏《れいろう》たる玉盃に緑酒《ろくしゅ》をたたえ馥郁《ふくいく》たる葉巻を燻《くゆ》らせるなど、じつに善尽くせり美至れりで羨《うらや》ましき限りのようであるが、一たびその賓主《ひんしゅ》の顔を見ると、雙眼《そうがん》の凹陥《おうかん》した女や、頭のはげた男や、やせ衰えた若者や、色の蒼《あお》い娘や、便々《べんべん》たる腹をもて余している中老や、その他あごの尖《とが》ったのや頬の落ちたのや、いずれを見ても万病を伏蔵した体軀《たいく》の標本でないのはない。それが臭い呼吸と汗とを出して一生懸命に食い飲みしている図は、虚心平気に客観すれば、げに悪鬼羅刹《あっきらせつ》の会食としか見えないのだ。

憫《あわ》れむべし……今宵《こよい》は熙々《きき》として饗宴に列しているものの、その相貌はみなすでに蚤老《そうろう》している。朝《あした》には白骨となり夕《ゆうべ》には塵《ちり》となるかもまた知るべからざるもので、少しも羨《うらや》むに足らぬばかりか、むしろ嫌忌すべきものである。

禍殃《かおう》は隠れているが早晩顕《あらわ》れずにはやまぬ。挙世滔々《きょせいとうとう》として病苦になやむのは全くかかる贅《ぜい》沢《たく》饗宴の結果である。真の健康息災、真の元気精力を欲するものは、必ずかかる贅沢《ぜいたく》より逃れ出て天の命ずる食物に就《つ》かねばならぬ。

＊

しかのみならず天然食物は社会問題を解決するうえにも必要である。昔はすこしの労働により不足なき食物が得られたのに、近来は多く労働しても容易に十分なる食物が得られぬに至ったのは、全く人間の食物がますます人工的となり、いよいよ贅沢《ぜいたく》となり、したがって高価となりたるがためである。

こんにち社会に現れる紛擾《ふんじょう》はみなこの生存問題から来たのだ。この問題を解決するうえにも、われらが真に摂るを要する食物は何であるかを知らねばならぬ。これを知れば、こんにちの不調和なる園芸・種樹・田畑の耕耘《こううん》・牧畜等もしだいに改良せられるに至るであろう。

余はあまりに食物問題に執着するのを好まぬ。しかし今日《こんにち》のように濫妄《らんもう》な食制によって飽食暴飲のため人間がしだいに精神闇弱《あんじゃく》となり、精根が衰耗し、鋭気銷磨《しょうま》し、智力萎縮し、また一人のよく老いてますます剛健にして青年のごとき活気を持するものなからんとするを見ては、食品の正否について数十頁《けつ》を費やさざるを得ないのを悲しむのである。

保健上よりするも、はた経済上よりするも、食品問題は現下の緊急問題であるのだ。ゆえに食物と飲料について天然の教うるところを研究しよう。

天然食物

いかなるものが果たしてわれわれ人間の天然的の食物であろうか。これを攻究するには復《ふたた》び全然人為的の干渉のなき自由天然のありさまに遡《さかのぼ》って研究せねばならぬ。

森にいる鹿《しか》は生草を食し、潺々《せんせん》たる渓流に飲みてその渇《かつ》を医《い》している。兎《うさぎ》も鹿《しか》に似た食物をとっている。栗鼠《りす》はくるみを割って満足し、雀《すずめ》は農夫から未熟の穀類をうばい、園丁《えんてい》から紅熟せる桜の実を窃《ぬす》んで生きている。野猪《やちょ》は草を喫しまた土を掘って根を食する。燕《つばめ》はその翼で虫をとらえ、翼の上に置いてこれを貪《むさぼ》る。狐《きつね》は鼠《ねずみ》をとらえ、また雁《かり》の血のしたたる肉を珍味として嗜《この》む……各々《おのおの》その求むるところは異なるけれども、彼らはみな、いまだかつて食物についいて惑《まど》いたることなく、いまだかつてその食物を改めんとて吟味をしたこともない。天賦《てんぷ》の本能によりてほとんど一定した食物に満足している。のみならず腐敗したものや有毒な食物をとって、それにあてられ患《わずら》ったのも見たことがない。

しかるにこれらとは反対に文明人は、食物の場合においても天然の指揮にしたがわず、放縦《ほうしょう》自恣《じし》の方針をとった。何がよい、彼がよい……といろいろ物を詮索し、またそのままでは食えもせぬいろいろな物を料理法によって無理に食おうとする。

千年前の科学者が人間の食物の成分について研究を始めてから、何が人間に最良の食物であるかを発見するのに苦心しているが、千年以来、尋繹検覈《じんえきけんかく》の結果はただ「――不明」という結論を得ているのみである。

また陳旧なる菜食論者は、植物には肉類よりも多くの良き滋養素を含有《がんゆう》しているからとて菜食を主張し、植物には一種の後光がさすように景仰《けいこう》しているが、その料理法をみると人為の巧《こう》を尽くしたもので、天然にはきわめて遠いところのものである。

かくいろいろ研究するが、研究すればするほど邪路に迷いこむばかりだ。あまり研究をやりすぎ考えすぎるからして過誤におちいり、またアレも食おう、これも食わねばならぬ……と欲張るからして迷宮におちいる。

天然のすべての動物がなすごとく、その本能により簡単の食物に満足せば、かえって何のまちがいもない。鳥獣さえ迷わず過《あやま》たぬ食物問題を、人間ばかりが迷い過《あやま》つのはむしろ憐れ愍然《びんぜん》の至りではないか。

余をもって見れば、天然の秩序にしたがって人間は果食類だといわざるを得ぬ。植物を食物とする動物は多いが、もっぱら果実を食うものと、葉や枝を食うものとがある。人間は植物を食するものである。なかんずく果実を食するものとせねばならぬ。

けだし草木蓁々《そうもくしんしん》、鹿豕狉々《ろくとんひひ》たる太古の時に考え及ぼさば、人間が果実のほかに一物をも食い得なかったことは疑う余地のないことである。何となれば人間はすでに天然から他動物と食を争う爪牙《そうが》を与えられておらぬし、また他を殺戮《さつりく》するような人工的の器具をも与えられていなかったからである。

すなわち動物を捕殺する武器を有せず、またその肉を細截《さいせつ》する庖刀《ほうとう》を持っていず、あまつさえこれを料理する火をもっていない時に、他動物を捕食し得なかったのは明白であるし、また料理する火なき時に、歯に合わぬ草を生食しなかったことも明らかであるから、どうしても天然に穣々《じょうじょう》として発生する穀実《こくじつ》や、苺や桃のような果実のほかには何ものをも喫《く》い得なかったものとせねばならぬ。

こんにち文明史の編者にして一人もこの「がんらい人間は果食類――」という説に反対せぬのは全くこの理由に基づくものである。

太古の民がかく果食類であったのみでなく、ドイツ人の祖先たるチュートン人すら主として穀実類《こくじつるい》・生果類で生活しておったことは世人の知れるところの通りだ。果実のほかに牛乳を飲んだのはよほど後世のことだ。いわんや狩猟などはよほど後世に創《はじ》められたのは疑う余地がない。

げに人間はほんらい果食動物であった。古人はかくして健康に、かくして強壮に、かくしてその容顔秀麗に、かくしてその心善良に、かくしてその生涯慶楽であった。

しかるに何ゆえに後世果食制を廃したのか。人間が神より禁ぜられた享楽を願い、それに惑《わく》溺《でき》したからである。

惑溺《わくでき》よりさめて、天の声にしたがって食物の方針を定めねばならぬ。それには野生のままでわれわれの味官に快適なものを選び、しからざるものを捨てるにある。

いかなる食品でも煮たり焼いたりして調理をし、われわれの舌を欺《あざむ》くときには食するに堪《た》えるものだが、かくのごときものはわれわれの味覚を誤魔化したもので、決して天然がわれわれに下した食物だということはできぬ。

煮もせず焼きもせず、香料も加えずにわれらの味覚に快適なものだけが、天然のわれらに与えた食物だとせねばならぬ。穀実類《こくじつるい》や果実類は、そのままでわれらの舌に適するから、これらこそほんらい天が人間に与えたところの尊むべき食物であると言わねばならぬ。

であるからドイツでも昔はこの種の食物に富み、ハルツ地方などは榛林《はんばやし》で掩《おお》われておったもので、ブロッケン鉄道を敷設するにあたって古代の榛林《はんばやし》の遺跡が発掘されたが、そこには一千年も土中に埋まっていた榛《はん》の実が腐朽せずして沢々《たくたく》たる生色を保っていたのは当時一般を驚かした事実であった。

しかるに年々歳々これらの森林に斧斤《ふきん》を加え、嘉樹良木《かじゆりようぼく》はいたずらに薪《まき》となり、今日《こんにち》はほとんど穀果類を見ないようになったが、しかし南ドイツには阡陌《せんぱく》に沿うたる藩籬《はんり》において、あるいは森林中において多量に穀果類を見ることができるのはせめてもの幸いなりというべく、フランスやイタリアでは今日《こんにち》でも多くの穀実類《こくじつるい》を産出するのははなはだ羨《うらや》ましいことである。

穀実《こくじつ》のほかに各種の苺は林のなかに産出する。パイルベリー、ストロベリー、ラズベリー、ブラックベリーなどたくさんに産出し、人間にきわめて適当な食物を供給してくれるのはまことにありがたいことだ。

文明人とてもこれら天恵を無視するを得ず、快適なる食物であるのを忘れ得ぬからして、栽培改良をさえ加え、天然の供給を補佐している。すなわち……林檎《りんご》・梨・梅・桜実《おうじつ》・桃・杏《あんず》・葡萄《ぶどう》・畑苺などは盛んに耕作されるし、ブラジルナッツや巴旦杏《はたんきょう》や、イチジクや椰子《やし》や、蜜柑《みかん》・甜瓜《あまうり》・バナナなどは熱帯地方から輸入せられるようにもなっている。げに天然は豊富なる果実で人間の食卓を満たしているのだ。

果実の累々《るいるい》たる樹を見るときは、何となく心臓の躍るのを覚えるのは全くわれら祖先の本能がなお血管の一部に残っているからである。

しかるに何の必要ありてか動物の死屍を貪《むさぼ》ることをなそう。また何の必要あってか火と香料と塩とによって舌を欺《あざむ》きはじめて食し得るような食物をとることをなそうや。

穀果類は消化不良だ——というものがあるが、天然がわれらに与えたものに何の消化不良なものがあろう。栗鼠《りす》は穀実《こくじつ》で生活するも消化不良を訴えず、犬は動物の骨を呑むも消化し尽くすもので、すべて動物はそれぞれ天から与えられたところのものを消化する胃腸の液をもっている。

人間は穀果実を与えられている以上またこれを消化するの液をもっているのは勿論《もちろん》で、不消化を感ずるのは、その消化器が他の不自然なる食品のために麻痺《まひ》せられているためで、かかる消化器も新鮮なる穀果実を食することによって容易に恢復《かいふく》せられる。

森林中において「金剛神——」と畏怖せられ、その歯で銃身を嚙《か》み割るという強健怪力の猩々《しょうじょう》は、動物中もっとも人間と酷似し、その腸は人類の腸と区別することができぬものであるに、穀果実のみで生活し、決して消化不良を訴えぬに見ても、すべからく本能に立ち帰るべしであるまいか。

しかし余は、こんにちの文明人に「ただちに穀果実のみをもって生きよ——」というものではない。いな、かくのごときは大過失である。革新は内部の心から始めねばならぬ。人の境遇を斟酌《しんしゃく》せずに外的の革新を急ぐのは大まちがいだ。したがって今日《こんにち》の文明人に果食制をとらせることは得策でないことを知らねばならぬ。

しかし、いかなる場合においても、なるべく肉食と複雑な料理法を廃止する方針をとるべきだ。とはいえ、自己内心に覚醒せずして他人の指揮にしたがい事をなすは、いたずらにその身を苦しむるのみで何の益なきのみか、かえって健康に害があるから、この点は注意し、漸進主義によらねばならぬ。ゆえに余は現代の文明人に対しては左のごとき食物を勧むる。

一、天然食物は、蔬菜《そさい》類なかんずくキャベツ・レタス・サラダ・青菜……米・麦などの穀類……桃・苺などすべての果物《くだもの》……栗・榛実《はんのみ》などいわゆる木実《もくじつ》……薯《いも》などの野菜……などで、菜類は調理し、その他は生のままで食するを可とす。

二、熱温の食物は害あり。温食を一年間与えた動物を屠殺《とさつ》解剖して腸を検《けん》せしに、普通食のものに比し、いちじるしく弛緩《しかん》し、不自然に柔軟であった。温食は腸を弛懈惰弱《しかいだじゃく》ならしめ抵抗力を失わせるから、温かすぎる食事はぜひとも廃止せねばならぬ。

三、食物は徐々にかつよく咀嚼《そしゃく》して食わねばならぬ。この意味よりして煮沸《しゃふつ》したるものはなるべく生のままの方がよい。煮た林檎《りんご》十個を食う時間に、生のそれは一つしか食えぬものだ。

四、少食は過食よりも害がすくない。病人は断食《だんじき》しても少しも差し支えない。胃に食欲なきに強《し》いて食わせるはかえって危険である。身体は食物を満載せられている間は健全に活動するものではない。天然的食物は過食の憂いすくなく、過食するも肉類のごとくに害がない。

五、世の中の母親はその児女が肉類を好まぬからとてこれを責罰する。子供には天賦《てんぷ》の本能がいまだ毀損《きそん》せられぬから肉を好まぬのだ。しかるにかえってこれを叱り飛ばして強《し》いて天然に背かせる結果として小児は病気になる。薬を飲ませんとすれば子供は頑強に抵抗して泣き叫ぶ。これも本能が薬を峻拒《しゅんきょ》するのであるに、母親は心を鬼にして強《し》いて薬をのませる。だからその結果や知るべきのみで、大切《おおぎ》りの幕は墓所の光景である……

　子供には肉を食わせずともよい。薬も強《し》うるに及ばぬ。世の母親に忠告す。なるべくその子供に薄着《うすぎ》をさせよ。子供が果物《くだもの》のごとき天産物を喫《く》うときはこれを悦べよ。過食を戒めよ。

六、断食《だんじき》は世界の舞台において古今を通じて主要な役割をつとめている。ローマの格闘士のごとく特種な奮闘に堪《た》えんとする者はみなその前日に断食《だんじき》をした。釈迦《しゃか》をはじめ古来の大哲学者や大文学者や大発明家は、その目前に重大なる精神的労務を要する場合に往々断食《だんじき》をしている。けだし断食《だんじき》は精神透明となり忍耐力が旺盛となるからで、多くの大人物は断食《だんじき》をせずばとうてい不可能であったことを断食《だんじき》によりて成就《じょうじゅ》している。

　食欲なき者は無理に食事するより断食《だんじき》して食欲の来《きた》るのを待つにしかず。かくせば容易にその食欲を回復することができる。健康なる人も朝の断食《だんじき》はきわめて天然の意味に諧《かな》ったものだ。

＊

要するに天然食物は、消化器に滞積せず、排泄《はいせつ》がすみやかで、腸管内での腐敗がすくないからして、血を清浄にし、全身を軽快にし、活動力を盛んにし、皮膚潤沢を来《きた》し、身体は生まれ変わりたるごとくなり、元気旺盛・気力活発・体力強壮となるごとき多くの利益がある。

かのギリシャの著名なる「アポロ」や「ヴィナス」において見るごとく、古代の人間の体格の立派なのを景仰《けいこう》し、現今の人間が肥えすぎや痩《や》せぎすや、禿頭《とくとう》や陥没した眼や、全体の調子のとれぬ醜悪きわまるものであるのを残念に思う者は、一日もすみやかに天然食に改めねばならぬ。

天然食では身体を強健にすることができぬ――などいう者は、肉・卵・麦酒《ビール》でその身体を表面は強壮らしきも日一日と腐敗に赴《おもむ》かせつつあるのを知らぬ者である。

また菜食では精神力を養い得ぬ――という者があるが、ラテンの諺《げん》に「――満腹者は学を好まず」といい、また「――腹が満つれば心が鈍る」とある通り、肉や酒で興奮した神経精神でまことの知識は得られるものではない。ニュートンが異常の精神的業務をしたときは、少しばかりの菜食をとったのみであったことは隠れもない事実ではないか。

とくに肉食をする者は香料で食欲を鼓舞せねばならぬ。かの饕餮家《とうてつか》の盛饌《せいせん》に向かうのを見るに、かれは毫《ごう》も食欲を起こさず、再三香料や酒で舌を鞭撻《べんたつ》してようやくに貪《むさぼ》り食うのではないか。

いずれの点からみても天然食物はたしかに保健上に大利益がある。その肉体においても精神においてもかならず禍殃《かおう》から救われ得るのだ。

これがすでに天然食の一大利益であるに、なお家庭の食卓に多くの楽しみと利益を添え、全生活は質素となり潔白となり、家風が純良となり、勝手元が清潔になり、したがってその心も優良・閑雅・温順に、皓潔《こうけつ》・崇高・荘重《そうちょう》となる。

しかのみならず、富人が酒や肉や煙草《たばこ》などを食卓に供して楽しむからして下等社会はこれを羨望《せんぼう》して社会問題も起こるのである。もし上等社会からして食制をあらため、天然食物に立ち帰り、羨《うらや》むべからざるものを羨《うらや》ませることがなくば、世はかならず太平無事であるはずだ。

ギリシャの貴族が菜食で、下等社会のみ肉を啖《くら》いし昔を想えば、こんにちの貴人富者もかならず反省すべきである。

すなわち社会問題解決のうえにもこの天然食物制は緊要のことなのである。この天然食にしたがえば生産は余りあるに至り、牧畜農業は整理せられ、四民鼓腹撃壌《こふくげきじょう》の黄金世界に至るの第一歩を踏むものであるからして、とくに経世家たり上流社会の真摯《しんし》なる注意を望みたい。

＊

あるいは天然食をもって「禁欲主義――」の一種だと評する者もあるかも知らぬが、禁欲主義は余の好まぬところで、すべての享楽を禁止して初めて神に仕えて幸福を求められるもの――とするのは大いに過《あやま》っている。

人は死するためにこの世にあるのではなく、生きんがためこの世にある。したがってわれらの全生涯は「楽」と「福」とでなければならぬ。欲を制し苦悩して神に仕えたからとて何にもならぬ。

しかしわれらは、あくまでも真実で善良な幸福を求めて虚偽で空疎な幸福を去らねばならぬ。肉は甘《うま》いかも知れぬ、酒は楽しいかも知れぬが、それは一時的の幻影で、真の甘楽ではなく、すぐそのあとから禍《わざわい》が迫りつつあるのだから、むしろこれを避けて、何の禍《わざわい》の根ざさぬ天然食につけ——というのみだ。もしそれすら苦痛とするものは済度《さいど》のほかである。

肉食

人間が肉食をせねばならぬか否《いな》かは、今もなお議論の紛糾せる大問題だ。しかし自然の秩序から見ればむろん人間は啖肉《たんにく》動物ではない。人間は爪牙《そうが》その他啖肉類《たんにくるい》の有する利器を所持しておらぬのはもちろん、生肉をすら食う勇気なく、かならず火の媒介により、塩その他の香料を加味して舌を欺《あざむ》き、はじめてこれを食い得るのみである。

かつや人は動物を殺すときには決して心からの喜びを覚ゆるものではない。良心の声は肉食を抑制するのだ。

以上数個の点からみても人間は啖肉類《たんにくるい》ではない。ゆえに肉食は廃止するのが適当だ。とくに今日《こんにち》のように肉の供給が匱乏《きぼう》してはなはだ高価になっている以上、肉食廃止は焦眉《しょうび》の急務だと信ずる。

肉食の汚穢《おわい》であることは前《さき》に言ったごとく糞尿同然のものだが、その人工肥大法なども惨憺《さんたん》をきわめたもので、なかんずくかの豚の肥大法ときたら考えても嘔吐《おうと》を催すものだ。すなわち豚は何ものでも食い、触《ふ》るるところのものほとんど貪《むさぼ》らざるはなしで、ただに草のみならず肉でも臓腑でも鼠《ねずみ》の屍《かばね》でも犬の糞でも時によると自己の糞すら啖《く》う。げに汚穢《おわい》のきわみではないか。

肥大法を施されつつある豚は暗い小屋に横たわり、その尻を鼠《ねずみ》に嚙《か》まれても知らぬ……というほど感覚まったく麻痺《まひ》している。かような不浄な生涯を続けたうえ、ある重量に達すると屠《と》場《じょう》に牽《ひ》かれ屠殺《とさつ》せらるるのだが、検査獣医はかくのごときものに衛生上無害の烙印《らくいん》を押してやるのだから驚かるる次第だ。こんな穢《きたな》いものを食う人間に疾病《しっぺい》が多いのは当然のことで少しも怪しむに足らぬ。

ユダヤ人はその宗教上の戒律として豚を食わぬから癌《がん》を患《わずら》うるものの無いのは人の知っている通りだ。またきんらい負傷者が肉食をやめることによって治癒を速めるの例があり、それが科学的に説明せられ報告されている。

とにかく肉食は血を不浄にして悪疾の原因となり、またはその治療を妨げるものであるとは、ようやく一般および学界にも認められんとするに至ったようであるのは、遅いながらもめでたいことだ。

＊

動物を好む人が鹿《しか》と鵲《さぎ》とを飼いおりしに、たがいに仲睦《むつ》まじく暮らしておった。鹿《しか》はかつて鵲《さぎ》に与えた肉を食おうとしなかった。しかるに鹿《しか》に何ものも与えぬときに彼は鵲《さぎ》の餌である肉を試みたがたちまち嘔吐《おうと》した。けれどもその後は肉をも食うようになったので、草と肉とを交《かわ》る交《がわ》る与えておったら、鹿《しか》と鵲《さぎ》は平和を害したのみでなく、鹿《しか》はしだいに弱り、二年に満たず斃《たう》れた……ということを記した書物があった。

動物は人間のように長く肉で生きていることはできない。人間が肉食で害をうけることは動物のごとくに覿面《てきめん》ではないが、冥々《めいめい》のうちには恐るべき害を被《こうむ》りつつあることは争われぬ事実である。

肉食獣は獰猛《どうもう》だが、肉を与えずその他の食餌《しょくじ》を混食させるとしだいに温和になる。狩猟に駆使するセッター、ポインターなどの猟犬も、野獣を追跡させるのみを目的とし襲撃させぬようにするには全然菜食を与えるにかぎるのだ。

肉食は獣類をだも獰猛《どうもう》にする。いわんや人間の性格を残忍ならしめること甚《はなは》だしいものである。

ある学者は人類の犬歯《けんし》は人間がそのむかし肉食であった証拠だと論じているが、犬歯《けんし》よりさらに鋭き牙をもつ象《ぞう》も、また人間のより鋭き犬歯《けんし》をもつ馬も、みな草食類ではないか。

また解剖学者は腸の長さにより人間を肉食獣だというが、猩々《しょうじょう》は、人間の腸と択《えら》ばず他の肉食獣よりも人間に近いにかかわらず肉食をせぬではないか。

またある論者は「――人間はほんらい果食動物であったが、時運の進歩とともに次第にその体を肉食制に順応させたから今日《こんにち》では肉食でなくてはかなわぬようになった。いまに至って昔に帰るは難渋だ」というが、これもまた虫のよい話だ。今日《こんにち》といえども昔に帰るに差し支えなく、帰るほうが利益があるのだから心配には及ばぬ。

またある者は「――今日《こんにち》もし肉食を廃せば動物が多くなって困るだろう」とか、また「――動物食餌《しょくじ》のために耕作せる畑が不用になるだろう」とか心配するが、それこそ真に杞憂というもので、人間が肉食をするために動物を飼育せねば動物数はかえって減少するに決まっている。天然の微妙な作用は、人間が肉食をせぬからとてむやみに動物数を蕃殖《はんしょく》させるものではない。またこんにち動物食餌《しょくじ》のために耕した田畑は人間の食物のために耕せばよい。

アレキサンダー・フォン・ハンボルト氏は、肉食十人を扶《ふ》持しうる地面はよく菜食者百人を養いうる――ということをきわめて精密に数字で示したことがある。同一地面で肉を食するより菜食は十倍も多くの人を養いうるわけだから、もし現代人が真に反省するところあらば、いわゆる生活難も去り、したがって疾病《しっぺい》その他種々《しゅじゅ》の禍殃《かおう》も人生から拭《ぬぐ》い去らるるに相違ない。

またある者は「――気候の関係上、寒い地方では肉食をとらねばしのぎ難い」という。これはしごく理由ある説だ。しかし脂肪は肉類のみにあるのではない。胡桃《くるみ》にでも、落花生《らっかせい》にでも、その他の木実《もくじつ》類にでもたくさんに含有《がんゆう》されている。寒気をしのぐためには血液の清浄であるのを必要とするから、それにはむしろ獣脂よりかも植物性の脂肪を有利とする。

かの暖熱帯地方へゆく欧州人が疾病《しっぺい》のために斃《たお》れる者の多いのは全くこの肉食のためで、しかも本国またはその他文明国からの輸入の肉を食うために陳旧な塩蔵品を用いるので、さなきだに渇《かつ》を覚えやすき地方であるに、鹹《から》いものを食うからいっそう渇《かつ》をもよおし、多量の飲料をとり、肉そのものの害に加うるにこの暴飲よりする不消化のためにもその身を害せられる。もし熱帯に豊富な果実——とくに液汁に富む果物《くだもの》で生活せば、欧州人とてかならず熱帯に安全に生活し、その健康を損なうことなく、植民は容易に発達するのである。

右のごとくいずれの点よりみるも肉食は百害あって一利なく、天然に背き神意に反したものであるのはもはや何ら疑いを容《い》るる余地はない。

単に科学上の分析の結果、営養価《えいようか》多きの理由のみで、営養価《えいようか》以外にさし引きして損のゆくほどに害ある一種不可見の成分を含有《がんゆう》していることも究《きわ》めずにこれを主張するのは、大胆というか痴愚《ちぐ》といおうか、余は評するの言《げん》を発見するに苦しむのである。いわんや科学上分析の結果においてすら、植物性食品にも滋養価の豊富なことがしだいに証明せられて来たにおいてをやだ。

人は一日もすみやかに肉をすてて野菜につけ、木実《もくじつ》につけ、穀実《こくじつ》につけ——。かくてのち初めて新たな多幸なる生涯に入《い》るを得るであろう。

＊

余はここになお天然食について二、三必要な事項を掲げてこの肉食についての議論を終わろうと思う。

果物《くだもの》は熟しすぎたものはよろしくない。十分に熟しきらぬ、新鮮な香気高き液をもっているものがよい。新鮮にして若きものは皮のままに食し、熟しきったものは皮を去るを要し、これを切るには鉄器よりも竹またはその他の金属によるがよろしい。鉄は果物《くだもの》の味を損ずるものだ。サラダなどの野菜類はできべくだけ新鮮なものを生のままに食すべく、塩をつけずとも決して消化器を害するものではない。害すると思うのは神経からだ。恐ろしく思うものは、恐れのために消化を害する。やむを得ずんば煮沸《しゃふつ》するも妨げない。

パンは人間の食物として重要な役割をつとめているが、じつはさほどに肝要なものではない。しかし食物問題を「――パン問題」とさえいって代表的食物となっているくらいだから、あえて排斥するに及ばぬ。ただこれも粗製の粉で作ったものほど消化が早く衛生に適している。菜食論者は「――小麦の糟糠《そうこう》は糧《かて》として働くから消化に必要だ」というが、糧《かて》のためならむしろ藁《わら》のほうがよい。ゆえに絶対に皮をとらぬはよろしくない。

塩は料理に用いるが、すべての食品に適当に含有《がんゆう》しているから、用いるにしてもごく少量でよい。塩だの香料だの砂糖だのをできべくだけ遠ざけねばならぬ。とくに砂糖の濫用《らんよう》は消化を害する。食物中に含有《がんゆう》せる糖分で満足するを必要とする。

きんらい種々《しゅじゅ》の食品は贋造《がんぞう》されている。小麦粉でも石膏《せっこう》の混入を見ぬはすくない。万事競争の世の中で、商人はなるべく安く売り多く儲けようとするので無理をやる。市場にある製造食品はみな贋造品《がんぞうひん》で天然のままであるのは稀《まれ》だ。そのために衛生を害することははなはだしい。

政府はこれをとり締まるけれども、役人のとり締まりぐらいで追いつくわけのものではない。アメリカの大罐詰《かんづめ》会社の乱暴が摘発されて欧州人は一時に嘔吐《おうと》をもよおしたが、じつは一会社のみではない。天下いたるところの食品製造場が同様、嘔吐《おうと》をもよおす状態にある。

ゆえにわれわれは自身で必要な食品を製し料理することをつとめねばならぬ。簡単なる天然食に満足するならば、すべて真の原料より自宅で食品を製造料理することができて、醇樸《じゅんぼく》・清浄・便利・安心……これほど結構なことはない。

つぎに食事の分量および時間は、ただ本能の要求するところに従うのほかはない。

しかし午前において食事をとるのは衛生上よろしくない。宗教上ではみな夕方を主食とし、山野の禽獣《きんじゅう》もまたみな夕を主たる食事とし、また動物園においても主たる飼育時は夕方である。もし夕方に催さるる晩餐会《ばんさんかい》を朝に改めたら誰だって不平をいうに相違ない。

食事後には人は倦怠《けんたい》を感じ、眠りを催すもので、休息睡眠して食物は消化をする。ゆえに左の規則に従うのが適良とせねばならぬ。

一、朝食は少量、食わざるにしかず。
一、昼食は節食し、満腹すべからず。
一、晩食は本能の欲する程度において食事すべし。

右のようにせば、胃部膨満のために不眠に苦しむようなことはない。

＊

余が天然食の理由はだいたい以上のごとくである。これは人間の健康上に必要にしてまた社会問題解決のうえに必要なばかりか、なおこれが実行によって幾多《いくた》間接の利益がある。独身者は果実・牛乳・バタ・パンで生活する分には、いかなる境遇、いかなる場所でもきわめて便利で安直に生活できる。学校だろうが兵営だろうがこの流儀でやって差し支えなく、かくしてはじめて諸種の難問題も解決せられる。

昔の学生・昔の軍人は時としてこれ以上にも簡単にかつ質素であったが、今日《こんにち》の人よりも強健で、幸福で、多くの事業を成就《じょうじゅ》している。昔の人にできたことはわれらもできねばならぬ。

また旅行者も天然生活法によらば、その健康において有利なのみか、その面倒と費用とを節することができる。ホテルにおいて数皿の肉の代わりにパン・豌豆《えんどう》・アスパラガスを注文することは難事ではない。林檎《りんご》や梨はいずれのホテルにもあるものだ。もし人跡《じんせき》遠き山野を旅行するときのごとき、平生《へいぜい》よりこの天然生活に安んぜば、いかに軽便に、いかに愉快に、その旅行をなし得るか知れぬ。

天然生活は経済を主とするのではない。その保健を主たる眼目とするのだが、しかし経済上においても有利なことは前《さき》にしばしば述べた通りである。

シナ人は一日わずかに一ペニーないし二ペニーを儲けるのみでなおかつ強健に生活して長生者多きを見るものは、パン・蔬菜《そさい》・米・薯類《いもるい》・穀実《こくじつ》・木実《もくじつ》等でかえって今日《こんにち》の肉食以上に健康を保ち得るゆえんを解するであろう。

われらは決して貧賤を賞揚するのでない。貧窮に安んぜよ——というのじゃない。貧窮は一種の疾病《しっぺい》であるから、よろしく救済せねばならぬ。

余が天然食主張は主として保健上より言うので、富める人、富んで肥りすぎている人、金と身体の重量に苦しむ人のために反省せしめんと欲するからである。それがたまたま救貧の目的に適したからとて、かくのごときはむしろ余としては副産物にすぎぬ。

けだし天然主義を実行すれば、アルコール・煙草《たばこ》・肉・珈琲《コーヒー》・医師・薬舗の費用が不要となるからして、しぜん節倹になり、精神的ならびに物質的に貧の病に勝つことを得るのはもちろんだが、金持長者でも、健全と長命と人生真個の幸慶を得るの道とはかくべつ厭《いや》でもあるまい……

終わりに余は再言する。厭《いや》なものは強《し》いてやるに及ばぬ。不満足ながら実行するのは害あって益がない。みずから覚って堅固な確信のもとに実行するのほかは止《や》めるがよい。

もちろん一歩一歩天然主義にその足を進めてゆくことは最も必要だ。牛の歩みも千里をゆくに足る。漸次《ぜんじ》にするも最終に達し得るものだ。

飲料

天然における動物中には飲料を用いぬものもある。鹿《しか》の一種のローバックは、飲むか飲まぬかが問題となっているくらいだ。しかし多数の動物は飲むことを必要としている。

しからば人間はいかんと見るに、人間の口は液体を飲むようにできておらぬ。手かまたは器を持たねば口だけでは飲めない。器を用いたり手をもって飲むに至ったのは後世のことで、原始時代は飲まずと済んだに相違ない。果実・野菜など液汁多き天然食をとりし時代には飲まずともよかったのだが、いろいろな物を貪《むさぼ》るようになって初めて飲料を必要とするに至ったのであらねばならぬ。

かく元来《がんらい》は飲まずとも済むものゆえに、少しばかり飲むならよいが、それが反対に動物中の最多飲者と下落してしもうた。いわく茶、いわく珈琲《コーヒー》、いわくスープ、いわく牛乳、いわく麦酒《ビール》、いわく何々とその毎日飲むところの液体に思い及べば、人間は飲料に漬かっているとしか言えぬ。

とくに驚くべきはアルコールの濫用《らんよう》で、人間は酒の海に溺れ、その知覚を喪失するのも知らずに「――酒なくて何のおのれが桜かな」などというて、これなくば夜も日もあけぬように思っている。

アルコールを飲用する罪に対しては殃《わざわい》なきを得ぬ。因果はてきめんで、人間の疾病《しっぺい》の多くはその原因みな飲酒にあるのだ。

がんらい肉食をすると体熱が高まるし、かつこれを食する場合に塩や香料の刺戟品を多く用いるからして渇《かわ》きをもよおす。ゆえに種々《しゅじゅ》の飲料を欲し、なかんずく恐ろしいアルコールを必要とするに至るのだ。

酒類は神経を興奮し愉快を感ぜしむるものだが、その代わりその反動もはなはだしく、醒《さ》むれば失望・嘔吐《おうと》・癇癪《かんしゃく》となる。聖経に「――酒は裏切りする一味者なり」というているがその通りで、一時的に気力を増してもたちまち反動のために気力衰耗するもので、神経を錯乱するきわめて危険なる薬物たるにすぎぬ。瘋癲院《ふうてんいん》だの、病院だの、監獄だのはみな酒が製造したもので、人生から酒をとり去らば、かかる不祥なものはみなその存在の必要を奪われる。

家庭の幸福をうばい去るもの、人の良心を戕害《しょうがい》するもの、大多数の職工を魅入《みい》らすもの、病人を殺すもの……みなこれアルコールにほかならぬ。

天然生活においてアルコールの排斥を要するは多言を費やさずして明らかであろう。

近来は「禁酒運動――」というものが起こり、上《かみ》は王族を戴《いただ》き、下《しも》は学者・宗教家によりて極力勧説されている。もとより何分の効能はあるだろうが、しかし源《もと》を清めずに単に末《すえ》のにごりを止めようとするのは愚かなことだ。肉を禁ぜずに酒のみを禁ずるのは無理である。よろしくその根本に立ち帰り、天然生活を勧説し、かくてのち酒はおのずから禁ぜらるるに至るであろう。

*

茶と珈琲《コーヒー》とは、酒よりは害の度がすくないが、さりとて何の利益もないものだ。婦人は珈琲《コーヒー》の連用によりてその健康と道念を頽廃《たいはい》せしむるもので、男子が酒類のため罪を犯すごとくに、婦人は珈琲《コーヒー》のために犯罪におちいるの例すくなくない。珈琲《コーヒー》を「黒鬼《くろおに》――」と称しているのはまことに適当な名前だ。

茶は珈琲《コーヒー》ほどではないが興奮作用があるから有利とはいえない。いったい人間は何もこんな変痴気《へんちき》なものを飲用する必要を認めぬではないか。余計なものは一切やめ、天然自然の大本《たいほん》に帰らねばならぬ。

天然生活では、飲料は水でたくさんだ。水は決して飲みすぎる心配がない。麦酒《ビール》を十杯も飲む人は多いが、水は五杯のむ人すら少ない。

珈琲《コーヒー》の代わりにトウモロコシで製したモルト珈琲《コーヒー》があり、茶の代用としてホーソルンの皮またはストロベリーの葉、もしくはブラックベリーや林檎《りんご》の葉で製したものができたが、これらは興奮性がすくないから害もうすい。強い茶や珈琲《コーヒー》を飲みたいものはこれらを代用品とするもよかろう。

果汁は「――清涼飲料」としているが、自家で製するものは有効であるが、市中で販売している贋造品《がんぞうひん》には注意せぬと飛んだ災難に出あうものだ。

要するに人間は、食物および飲料においても天の自然に帰らねば真の天命を全《まっと》うしその幸福を享受することはできない。こんにちの贅沢《ぜいたく》はあすの病死の原因であることを悟れ――。酒と肉とに親しむものは、万物の霊長たる権利を抛棄《ほうき》した動物である。

一箪《いったん》の食《し》、一瓢《いっぴょう》の飲《いん》、楽《たのしみ》おのずからその中《うち》にありて人間の尊貴が贅沢《ぜいたく》の外《ほか》にあるのを知れ

第六章　自然教育

家庭教育

児童はがんらい何であるか、誰の作ったものであるか——

世の父母は自己が作りしもの、自己がその子に生命を賦与《ふよ》したものとして自負しているが、これがそもそも大まちがいだ。人間は神の作ったもので、人の作り得るものではないからして、人間たる児童もまた神により作られたもので決して父母が勝手に製造販売しうる品物ではない。その証拠はいかにこれを製造せんとして勉強しても思うようにできるものでないのと同時に、製造せざらんとしても産まれ出るのにみても明白だ。

したがって父母は児童の君主ではなく朋友で、しかも天より切っても切れぬ恩愛の絆《きずな》により て繫がれた優美高尚な朋友である。すでに朋友である以上は、君主的専権をもってその児童に臨むべからずして温良仁愛なる友人として慇懃《いんぎん》に、新生涯をその子に紹介せねばならぬ。

小児は誕生のときには精神朦朧《もうろう》として夢のごとくであるが、日に月にその身体の長ずるにしたがってその精神も覚醒におもむく。しかも大人のように推理力や了解力を濫用《らんよう》しないからじつに悠揚で、無邪気で、天真爛漫《てんしんらんまん》で、清浄無垢《むく》なものである。

すでに無邪気で何の心配もないところから、しぜん大人よりも疾病《しっぺい》にかかることの少ないもので、罹《かか》っても治癒の速やかなものである。懊悩《おうのう》の何たるかを知らず、恐怖せず、疑惑せず、ただ情の動くがままに活動せんとするのみであるから、まことにその心は天国で、これに接するものは浮世《うきよ》の垢塵《こうじん》を一洗する心地になるのである。

子供のかような状態はとりもなおさず天の愛であり神の意《こころ》であるからして、父母はこれを強圧したり矯正せんとすることなく、自然の幹の伸ぶるがままに自由に放任せねばならぬ。

小児は温かき衣服がなくとも、厚き寝具がなくとも十分によく生活し得、それでかえって健康になり得る。

しかしいまの文明人に対して子供を裸で放り出しておけというのは突飛で極端であるし、また実行も望むことはできぬが、せめて跣足《はだし》で歩行させ、薄衣《うすぎ》をさせ、屋外の新鮮な空気のなかを走らせ、果物《くだもの》を食わせてもらいたい。こんなことはみな小児自然の性の好むところである。

もしこの自然の性を強圧し矯正せんとするときには必ずやその害をこうむり、その小児の心身を薄弱にするばかりである。

世の父母は子供がとかくに食事をせぬからとて、叱り飛ばしてまでも強《し》いて食わせたりするが、これは余計な心配で危険千万な話である。小児はその好むままに善《よ》きほどに食わせればそれでよい。もし食欲がなく食うのを欲せぬときには断食《だんじき》させて差し支えない。そのほうが強《し》いて食わせるよりも害がすくない。

小児は痘瘡《とうそう》だの麻疹《ましん》だの猩紅熱《しょうこうねつ》だのに罹《かか》るものにきまっている。これは自然が小児体内の汚穢物《おわいぶつ》を排出させようとするのであるから、決して騒ぐに及ばず、恐れるにもたらない。

世の父母はかかるときには非常に狼狽《ろうばい》し恐怖して措《そ》を失するものであるが、真に愚の骨頂である。よろしくその児女を安静にして適当なる自然の療法によるべきで、相当の手当だに加えなば決して不幸の運命に陥るものではない。

小児の死亡率の多いのは、その平生《へいぜい》において天然生活によりてその身体を強壮にすることをせず、人為的保護を加えて虚弱に育てているからして、一朝右のごとき小児病に見舞わるるや何らの抵抗力もなく脆《もろ》くも死の転帰をとるのである。いわんやその病むにあたって種々《しゅじゅ》の劇楽を濫用《らんよう》する結果は知るべきのみである。

すでに罹病《りびょう》した以上はもはや止《や》むを得ぬからして、安静を主とし、空気光線の十分なる室《しつ》中《ちゅう》に置き、相当の手当をあたえ、自然の援助を待つべきである。

あるいは他人をしてその子を看護させる者もあるが、その子を知るものは父母に及ぶものなく、その子の慕うもの父母にしくものはない以上、父母はその子の疾病《しっぺい》に際し、自己の責任を他にまかして恬然《てんぜん》たるを得ないもので、かならず自身で看護せねばならぬ。しからずんば神罰がたちどころに至るであろう。世の貴族・富豪輩がその病児を他にまかすのを見て、すでに人情を持たぬ禽獣《きんじゅう》に堕落しているのを憫《あわ》れまざるを得ないのだ。

*

小児がやや長じて多少識別能力のできたころになれば、これに対して是非善悪を教えねばならぬ。しかしその微過を叱《しっ》し小罪を罰すると、しだいに叱罰《しっばっ》に慣れて横着になり、日に月に増長し、ついには習《なら》い性《せい》となって大悪をさえあえて犯すに至る。

ゆえにすべて慈愛をもってこれを撫順《ぶじゅん》し、叱罰《しっばっ》せずして自《おの》ずから反正させるようにし、温《おん》かつ厲《れい》なる規律のもとに統治せねばならぬ。慈愛は万物を抱擁《ほうよう》す。慈愛を除いて小児を導くの道はない。

寝小便をたれる子供を厳酷に叱罰《しっばっ》するのは世にありふれたことだが、かく叱罰《しっばっ》するも何の益なく、かえって小児をして不安ならしめ、恐怖せしめ、不安恐怖をもって眠る結果また失尿するに至り、その習癖を矯正するの効なきのみか、反対に怯懦《きょうだ》者・臆病者たらしむるばかりである。

かかる小児に対し、いったんその待遇をあらため、できべくだけ余の示したところの天然生活をさせ、漏尿《ろうにょう》しても寝具の汚れぬ用意をして子供に安心をさせ、温和に待遇し、就寝前に懐《かい》抱慰撫《ほういぶ》してやると、その児《こ》はしだいに夜尿の癖が治り、健全な勇気ある者となるのである。

子供を薫陶《くんとう》するの道は、講話の巧拙や説教の弁舌いかんや叱罰《しっばっ》の当否などではない。これを待遇する精神いかんにあるのだ。愛の精神をもって父母みずから模範を示し、その自然の発達を阻害せぬを本旨とせねばならぬ。

しかるに今日《こんにち》の子供の待遇をみるに、きわめて厳酷にして叱責《しっせき》・懲罰・打擲《ちょうちゃく》の結果、外面は品行方正なように見えるけれども、その実はしからず――勇敢でなく自尊でなく、矯飾《きょうしょく》・偽善・偽信のかたまりである。これあに父母の希望するところのものであろうや。よくせんとしてかえって悪い結果を招きつつあるのだ。

かならず小児を自己のものとせず、神より生命を授かりたる自己以外の一個の人間とし、慈愛と尊敬とをもってこれに臨まねばとうてい人間らしき人間は得られぬ。

児童を養育するについて不自然な人為的の干渉のよくないことは、孤児院や養育院や感化院における多くの失錯・不成績にみても明白である。

けだしかかる場所においては子供をとり扱う原則を「厳格――」の二字に帰している。ゆえにこれらの場所の小児は不平を訴うるに所なく、日夜ただ戦々兢々《せんせんきょうきょう》として監督者を恐怖し、その顔色眼色《がんしょくめいろ》を覗《うかご》うている。したがって彼らはみな眉《び》目《もく》沈鬱・意気頽廃《たいはい》、すこしも小児らしき活発な分子がなく、いずれも偽善者または罪人となりすましているのだ。

幼にして父母を喪《うしな》いたる孤児や、もしくは父母の適良な監督を受けなかった感化院児などは、父母の膝下《しっか》にある子供よりかもいっそう親切と慈愛とをもってこれに臨み、慈悲の光線をもって育てねばならぬものであるに、反対に厳酷なる規律で束縛し、強圧して叩き上げようとするのは思わざるの甚《はなは》だしきもので、孤児院・養育院・感化院などにおいてその性悪なるものを善に遷《うつ》らしめ得ないのみか、その性の善なるものを悪に至らしむるもの比々《ひひ》みな然《しか》るゆえんのものは、すべて子供らの天然自然の自由をうばい去るからである。

小児を天然自然の本能の要求に放任せず、むやみに叱罰《しっばつ》するの結果は、その精神を沮喪《そそう》せしめ、意気を消沈させ、無用の人物たらしむるばかりだ。親の監督が厳重なためにかえって役に立たぬものになった例は「――惣領《そうりよう》の甚六《じんろく》」において多く認むるところである。

国家の興隆には独立・不羈《ふき》・剛健の国民を要す。かかる国民は小児の監督を適良にするによりて始めて得られる。現代文明人のごとくに小児を過酷にせめ立てては、将来におけるその国家の運命はけだし知るべきのみである。小児養育の問題は、父母の問題・家庭の問題たるにとどまらず、じっに国家主要の問題であるのだ。

＊

つぎに小児養育について一言を要するのは、嘘《うそ》をつかぬ習慣をつけることだ。これは小児教育上、最大主要の件である。

しかるに文明をもって誇る現代人は、クリスマスの夜において小児に進物《しんもつ》を贈り、サンタクロース翁の話をして無邪気な子供をあざむき、嘘《うそ》言をつくことを教える。耶蘇《やそ》は「――怖るるなかれ」と教え給《たま》いしに、文明人はクリスマスにおいて、幽霊物語や妖怪談や、その他うそのことをもって児童を驚駭畏怖《きようがいいふ》せしむるのことをなして恬《てん》として怪しまぬのは何たる矛盾であろう。

また理解なき祈禱《きとう》は何の効なきに、小児をして強《し》いて祈禱《きとう》をさせるのは、小児をして嘘をつくことを知らしめるほかに何の効能もなく、気障《きざ》千万な話だ。

また文明人はおとぎ話や冒険談を幼児に聞かせたり、あるいはそれに関する絵本や印刷物を与えたりするのであるが、子供は往々これらの物語によって恐怖し、その物語の真偽の間に彷《ほう》徨《こう》して適従するところを知らぬのである。

小児を空想に耽《ふけ》らせることは危険千万な話だから、おとぎ話や冒険談などは害あって益なきものだ。しかし現代はかかる印刷物が世界に充満し、子供はどこへ行ってもこれらの書物から避けることができない。万々やむを得ぬからして、これらの談話はみな架空仮想のことで、単に好教訓を絵のかたちで現したものであることを、十分に子供にいい聞かせてのちに読ませるがよい。

幼にしておとぎ話にふけり、やや長じて小説戯曲に耽読し、ついには淫猥《いんわい》なる恋愛思想を挑発し、少年の心中にますます有毒物を注入するに至るのは恐るべきではないか。

有為の青年が中途にして無頼漢《ぶらいかん》と堕落するのも、その多くは余計な架空説話の耽読に因するのであるのを知るときは、その第一歩たるおとぎ話においてまず慎まねばならぬ。国家が小説劇曲をとり締まり、おとぎ話をとり締まらぬのは、その根本を忘却したものではあるまいか。

かくいえば「――小児より娯楽をうばい去るは残忍なり」という者もあろう。しかし子供にはとくに娯楽の準備はいらぬものだ。子供の娯楽は天然に備わっている。ただにおとぎ話・冒険談の不必要なるのみならず、さらにかの高価な玩具の必要もない。かかるものは一切廃止すべきで、経済上に有利なのみか、小児の精神を堅実にするうえにも必要なことだ。

戸外に砂を積みおかば、子供はよろこんで嬉戯《きぎ》すべく、子供は非常に砂いじりを好むものなのだ。かくせば小児は土に親しみ、光線空気に近づき、衛生上もっともよいばかりか、土という不崩不滅《ふほうふめつ》のものを友とするよりしてその精神上に確固不動の感化を与えることおびただしく、これをかの毀損《きそん》しやすき高価な玩具を翫《もてあそ》ぶものに比し、その差雲泥《うんでい》もただならぬのである。

かくいえばとて余は、子供に対し厳酷なるスパルタ主義を採用せよ——というものではない。すべてのおとぎ話やすべての玩具を子供からとり上げよとまではいわぬ。現代においてかくするは小児をして猜疑《さいぎ》悲観せしむるの惧《おそ》れがあるからして、よろしく教育と財産に照らし合わせ、各自の事情を斟酌《しんしゃく》し、身分相応なもので、堅固な煉瓦《れんが》箱・人形のごとき安価なものを買い与うべきである。いかなる場合でも、物質的・虚飾的を卑しみ、克己《こっき》質素を旨《むね》とするように導くことを忘れてはならぬ。

*

つぎに重大なる育児上の問題は「男女の道——」である。世上の父母はこのことに関してみな小児を欺《あざむ》いている。小児がすでに成長したのちまでも欺《あざむ》こうとしているものが多い。かくのごときはかえって危険で、ために往々親子間の意思疎隔《そかく》の原因とさえなるのだ。

とかくに隠れたるは見たがるが人情で、隠しおくから子供はこの間に何らかの秘密を含むものとし、好奇心を起こし、これを父母に質問するも徹底せぬよりして他人に質問し、ここにおいて他の子供または下男下女などより野鄙猥褻《やひわいせつ》なる口調でこの重大事件の説明を聴かされる……

子供は出産に関し、第一に疑問をいだく。そうしてこれを植物に見、動物に見、かくて人間の場合に思考をたくましくするもので、危険の甚《はなは》だしきものがあるのだ。

ゆえにわれらは、すべからく天然自然の法則にしたがい、この件にかんして敬虔《けいけん》をもって子供に説明するを有利とし、幾多《いくた》の実験に徴して、語るの語らざるに勝《まさ》ることを断言する。

すなわち植物に雌雄《しゆう》の蕊《ずい》あり、風もしくは虫の媒介にて雄花粉《ゆうかふん》、雌蕊柱頭《しずいちゆうとう》に付着するときにかぎって実ができることを第一に語り、つぎに魚について雄魚《おすうお》の柔かき精が雌魚《めすうお》の産んだ硬き卵を肥やすことによって魚の子ができることを教え、つぎに四足獣にすすみ、これらの獣類は、魚のごとく成熟した卵が母体の外に出《い》でず熟したままでなお雌《めす》の子宮内にあるがゆえに、雄《おす》は生殖器によりて雌《めす》の体内に卵を養成する要素を注入するので、幼動物は母の胎内で生存をはじめ、発育するにつれて母の腹部が膨張する……

高等の動物は母の胎内を出《い》でてもなお乳に育てられ、長じても愛撫鞠育《あいぶきくいく》せられる。動物すらその子は母の恩愛に感謝の意を表するものだ……と説きていよいよ人間の場合に移るのだが、ここは事すこぶる重大である。語るを好まぬが語らぬはさらに害のある以上は仕方がない。むしろ非常なるまじめをもって、子供の生まれるのは神の前で父母が神より命ぜられて結婚したためだ……と説きて局を結ぶべきだ。

かくして子供は徹底的にこの重大事を知り得るとともに、この重大事の神聖にして敬虔《けいけん》すべきことをも知り、しかも他人より聞かされるごとくに淫猥《いんわい》なる感も起こさぬのである。

かくて生殖器に手を触《ふ》れなば大害あること、生殖器にかんする件は他人より聞くべからず、もし聞かばことごとく父母に告ぐべきこと、不義不徳の交接は痳病《りんびょう》・黴毒《ばいどく》のごとき天罰を受くること……などを精密周到にいい聞かせねばならぬ。

青年が身を破滅するは、この件に関し父母の注意の足らず、すべてを秘密にし児女を欺《あざむ》くからである。よろしく自然の示すところを自然のままに語り、邪僻姦淫《じゃへきかんいん》に陥らぬ予防とすべきである。

世の父母の苦しむこの重大問題も、わが天を信ずる生活においては何ら苦しむところがない。

学校教育

子供の養育原則が「寛容」「自由放任」にあることは前《さき》にも述べたが、学校教育を説くにあたってもなお、このことを再説するの必要を認める。

子供は大人よりも自然にして善良に、神に近いもので、邪念なく猜疑《さいぎ》なく、恐怖なく心配なく、天真爛漫《てんしんらんまん》たるよりして、われらはその愛に溺れ、これに接してたちまちその心を和らげ慰《なぐさ》む。

この天真爛漫《てんしんらんまん》はどこまでも保存し、その花を凋落《ちょうらく》させぬようにするのが教育の第一義だ。ゆえにあまり可愛がりすぎてもいかんが、さりとて法禁厳密・訓戒繁雑にすぎ、微瑕《びか》を叱責《しっせき》し、瑣罪《さざい》を懲罰して子供の心中に悪魔を追いこむのはよろしくない。

なるべく子供の微細な瑕瑾《かきん》に眼をふさぎ意にとめず、騒がず激せず憤《いきどお》らず、泰然自若に構え、つねに子供の善良無垢《むく》なる長所美点をみて、その長所美点に向かって進むように奨励せねばならぬ。

とはいえ、愛に眼くらみ、真にその児女を洞察するの明なくしていたずらに賞揚すると、時として驕慢《きょうまん》の性を養うから注意を要するのはもちろんで、かならずその子供を十分に了解したうえに臨機応変、緩急《かんきゅう》よろしきを得ねばならぬ。

概して短所をあげて懲罰するよりも長所によりて賞揚するを利とし、やむなくしてこれを懲罰する場合も決して愛を失わず、涙をふるって馬謖《ばしょく》を斬るのでなければならぬ。すなわち苛酷圧制をさけ、子供の自由を尊重し、慈愛をもってこれに臨み、かくてはじめて子供を統治し、薫陶《くんとう》し、有為の人物たらしめることができる。

懲罰と監禁とが囚人をして遷善せしむるに何の効果なきを認むるわれわれは、考えねばならぬではないか。また猛獣を制馭《せいぎょ》するに峻厳苛酷の手段が不結果を来《きた》し、冷静慈愛のむしろその目的を達するものであることを知るわれわれは、子供の場合においてなおさら考えねばならぬではないか。

子供の天然生活法――すなわち天然と密接し質朴《しつぼく》に成長させることは、彼らを教育するうえに最も必要である。しかるに世上の父兄は天然をすてて人為的におもむき、自己の望むところの人物に造りあげ、自分の願望目的に符合させではおかぬ勢いで子供を仕立てあげようとする。

その結果は子供の天性をころして、生まれもつかぬ片輪者《かたわもの》の役立たぬものにしてしまうのは何たるまちがいであろう。

われわれは人を作り得ぬ。人は神の作るものだ。しかるに神の作った人を人間たるわれわれが作り替え、その魂《たましい》を入れ替えようとするのは分外の望みで、できぬ相談だ。子供の邪路におちいる危険は、父母たるもの勿論《もちろん》これを救済せねばならぬが、邪路ともいうべからず単に子供がその天性にしたがって好むところに赴《おもむ》かんとするを無理に他の方向に赴《おもむ》かせるようにするのは大まちがいで、その児《こ》を殺すばかりで決して好結果は得られぬ。

いまの学校教育なるものを見ると、一つとしてこの根本を誤っていないものはない。まことに恐るべきものがあるのだ。以下学校教育について天然の声を伝えよう。

＊

こんにちの文明国においては、みな義務教育を課している。ドイツでも六歳より十四歳までは強制的義務教育年限としている。ここで読書・算術・習字・地理・歴史の初歩を教授したうえになお宗教上の簡単な教授もしている。これだけでも足らずとして先例なき圧迫をもちい、中学・大学に入らせるようにしているから、中・大学は日に月に隆盛で、平民の大学者をも輩出するに至った。

まことに結構な話だが、哲人や大人物はさらに出ない。がんらい英雄たり哲士たりは教育によりて製造せられるものではない。洗者ヨハネは小学教育すら受けず無学文盲に一丁字《いっていじ》なきものであった。耶蘇《やそ》も小学・大学の教育は受けなかった。

遠き昔のみならず、近世においても戦場の英雄ブラッカーのごとき、大製造業者バーゼスのごとき、本草家リンナスのごとき、みな中学・大学の教育を受けたことはなかった。

その精神剛健、智力高邁《こうまい》、創作力富贍《ふせん》にして、加うるに臨機応変の才をもってし、人生社会の大問題を解決するごとき英雄豪傑が学校より出《い》でざるはもちろん、古来の有名なる詩人・文士・哲人もまたかつて学校から出たことはない。

現代の文明人は小・中学に螢雪《けいせつ》の苦を積み、多くの試験を通過し、十分の学識を与えられてのちに実地生活に入《い》るのであるから、豪傑英雄の器も高足達識《こうそくたつしき》の士もたくさんに出て来ねばならぬはずだが、さらに大人物が出て来ないでどんぐりの背比べをしているのは何がゆえであるか。

他なし、彼らは学識こそ豊かなれ、その神経はすでに衰耗し、その精神は敗滅し、学問を活用するの精気を欠くがゆえに、官に出ても野《や》にありてもみな平凡碌々《ろくろく》の輩《はい》となり、迍邅困躓《ちゅんてんこんち》、轗軻不遇《かんかふぐう》で、なお壮年であるに早くに老耄《ろうもう》し、いわゆる若朽《じゃっきゅう》となり、あるいは不幸短命に死するのである。

要するに現代人は、学問は詰めこんでいるが健全な智恵と良能とを養うことを忘却しているのであるから、何をもってかよく大事業をなし世界を震撼《しんかん》することができよう。

もし現代人にしてその本然の智能を発達させることに気をつけたらば、いまの世に溢れている疾病《しっぺい》・神経質・その他あらゆる禍害と奮闘し、これを撲滅し、禍根を絶つことができる。

ゲーテはその『ファウスト』において「――知るところのものすらよく応用し能《あた》わざるに、知らぬところのものを応用せんと試む」といい、シェイクスピアは「――汝《なれ》の哲学において夢想するよりも天上にも地上にも幾多《いくた》の事物あり」といい、また聖パウロも「――賢ならんと欲してかえって愚となれり」といいたるもの……みなわれを欺《あざむ》かぬ言《げん》である。

試みに学校教育の実際の効果いかんを見よ。学生は記憶力を増進するため暗記を練習しながら、彼らの記憶は無教育者の記憶力におとる事実が多いではないか。

教師は数学教育を非常に尊重し、あたかも人生問題は算数にて解決せられざるものなきごとくに迷信し、私利私益のために精細に計算し、利息の割合についてのみ劇戦をしている。かくて営々役々《えいえいえきえき》として幸福角逐にこれ日も足らざるありさまであるにかかわらず、肝腎《かんじん》の人生の真の福祉と利益とが何であるかは忘れ、これを勘定に入れることを失念しているからして、物質的の利益は得られながら精神的の幸福は得られず、疾病《しっぺい》に苦しみ、その身命《しんみょう》をさえ非業《ひごう》に殞《おと》して悟らない。

とくに数学教育の七面倒にして実用以外また道楽的にまで及んでいるのを見逃してはならぬ。すなわち現今では最も簡単な数学的命題でも証明せねばならぬ。たとえば直線は両点間の最短距離なり――とは明々白々のことであるが、学者はそれが数理的・学術的に証明せられるまではその真理であることを信用せぬごとく、平易なこともすべて面倒にするのを好むのである。

かくのごときはひとり数学のみではない。すべての近代的学問がみなしかりで、無駄骨を折っては精力を労しているのだ。

かく面倒な無益な骨を折るからして、学校教育の児童に及ぼす健康上の害毒は意想外のものであるのは当然である。

学校を卒業し実生活に入《い》る青年をみるに、いずれも顔色憔悴《しょうすい》・形容枯槁《ここう》・神経過敏で活気に乏しきものばかりだ。実社会に入《い》るにおよび案外に役に立たず、実際の事業家たる雇い主をして失望せしむるもの多きはまったく学校生活のために霊智叡能《れいちえいのう》が消耗せられてしまったからである。もぬけの殻に向かって多きを望むのはまちがいだ。

しかのみならず彼ら青年はまた人生に最も必要なる不撓不屈《ふとうふくつ》の活力・元気に欠乏しているから、一難来《きた》らばただちに降参し、艱苦《かんく》に抗争する力を持たぬのである。

＊

学校教育の衛生上によろしくないことは多言を要せずとも識者のすでに認むるところである。しかももし学校が人を善良に導くならば、なお多少の衛生上の害も忍ぶべけんも、青年は学問によりて善に導かれず、かえって悪に赴《おもむ》くもの比々《ひひ》みなしからざるはない実状である。

その証拠は、大学生中に黴毒《ばいどく》患者が多いのをみれば明白だ。いまだ外に現れずして隠されている学生の花柳《かりゅう》病者を数えたら、けだし九十九パーセント以上にも及ぶであろう。あに驚くべきことではあるまいか。文明世界には体裁よく繕《つくろ》いかつ精錬された罪悪に出あうからたまらぬ。

しからば学校教育は人をして尊福ならしむるか――

不平不満の人間が都《と》邑《ゆう》となく村里《そんり》となく到るところに充満して不満の声を挙げつつあるのを見れば、決して人生は学校によりて幸福になっておらぬことが知られるであろう。「――学校は人を困苦に導く所なり、人に貧乏を教うる場なり」とさえ言うものがあるではないか。「文《もん》字《じ》を知るは人生不幸の基《もとい》なり――」とは、よく言ったものじゃ。

かく論じ来《きた》ると学校教育の実益がどこにあるかが解ったろうと思う。何ら益なくして弊害のみ続出している。余はいちいち爬《は》羅《ら》剔《てっ》抉《けつ》して世の父兄を驚倒するを好まぬ。単に概略を説いたのみだ。もし評論せば、いかに学校万能論者もかならず兜《かぶと》をぬぐに相違ない。

＊

しからば学校は不必要か。必ずしも然《しか》らず。余は、手工をする者でも、商業に従事する者でも、その他一般の人生に対し教育の必要を知っている。また専門教育の必要をも認めるものだ。

しかしこんにちの小・中・大学には望みを絶たねばならぬ。国家が学問を強制するのは人の天然自然を矯《た》むるもので面白くない。

父兄は学問でその子弟を苦しむることを廃《や》めねばならぬ。法律で縛られている間はいかんとも致し方がないが、それでも父兄は子供の学校の成績いかんをみて心配するに及ばぬし、子供がまた学問のために恐怖懊悩《おうのう》するの必要はない。学問を強《し》いられた子弟の自殺するものの日に多きは寒心すべきことではないか。

中学校は子弟と父母と教師とを戕賊《しょうぞく》するところの学校で、教師自身がすでにこのことを認めている。父母もまたこれを認め、両々《りょうりょう》とも早く救済の鐘の鳴らんことを希望しているのだ。しかるになお旧態を実行しているところの教師をなじると、教師は喟然《きぜん》として「――国家と父母とが児童の呵責《かしゃく》を要求しているからいかんともすることができませぬ。拙者《せっしゃ》にはこれをとめる権能がありませんで……」と答えているのだ。げに奇々怪々な事実ではないか。ゆえに余は、世上の父兄が愛児を虐待することなく、学問でこれを窘《くる》しめてあたら身を破滅させ不幸に沈淪《ちんりん》させることなく、天然生活により、人生の貴きゆえんを解し、真の幸福の意味をさとり、児童が天より与えられたところの性格を失うなからしめ、力以上の学問をさせることのないように切望懇望《せつぼうこんもう》するものである。

かく云《い》いしものの余は、真理の声はただちに勝利を得ぬもの、大声《たいせい》は俚耳《りじ》に入《い》らぬものだと信じ、余のこの言《げん》の採用せらるるまでにはなお多くの月日を要すると思ったのであったに、意外にも、この書の第一版の公《おおやけ》にせらるるや余の説に賛成する父兄すくなからずして、その児女を狭隘《きょうあい》なる教室に禁錮《きんこ》し校紀のもとにその自由を束縛しその活気を消耗せしむるの非をさとり、六歳より入学させるのを延期願いを出したものが多く、またこれら児童のため初等智識をさずけるのを目的とする協会すらもできたし、なお天才なき児童は高等の諸学校に入るを中止し、天才ある者もこんにちの高等学校の圧迫を厭《いと》い退学するものが多くなり、父兄もその子弟が力量相当の科程を習得すれば足れりとし、その子弟が中学以上の学校へ入学を志願せぬとて以前のように煩悶《はんもん》せぬものが増加してきたのは、げに望外の幸福である。

かくして父兄および子弟は毫《ごう》も損するところなきのみか、これがため児童は多くの疲労時間をまぬかれ、多くの失望をまぬかれ得たのだ。

もっとも父兄は、その親戚や朋友に対して子弟の天才であることを衒《てら》い得ぬだけの損失を受けたが、学問は見栄や外聞や虚飾のためにするのではないから、彼らもその虚栄をすてて子弟の健康を買い得たのに満足し、真に安康なる生涯に入《い》り得たのであった。

＊

元来《がんらい》こんにちの学校教育は、教授法があまりに複雑である。余計なことまでも学ばせる。一生涯を通じてついに一度も応用せぬようなことまでも教える。

この弊はさすがに識者間にも認められて教授を簡単にする私立学校が各所に勃興するに至り、もって形式教育の弊を去り、学生が実地の生活に必要な学科とその職業に須要《しゆよう》な科目を教えられるようになったのは喜ばしきことである。

その他学制改革に対し、まじめな尽力、かいがいしき努力が諸方で行われた。その中には青年を野外に、天然のうちに伴い、運動を奨励し、家庭では身体的労働に従事せんことをすすめ、大工その他の手工を課したものもあるが、こんな趣旨がしだいに採用されれば真に国家の慶福である。

こんにちの学校は複雑すぎるからして、その学ぶところの数学・語学・科学・図画は何の用もなさずに終わるので、もし余の主義にしたがい、天然生活により児童を保育し教育せば、学ぶところのものはみな将来の用をなすであろう。

けだし天然生活による児童は身体壮健・精神透明で、従来の文明生活や学校生活をした児童のごとく精神を虐使しておらぬから、学ぶところのものはみな確かに頭にはいり、学校児童のごとく蛙《あ》鳴蝉噪《めいせんそう》でないから一生忘れず、また活用することができる。

現に余の知れる一少年は、中学在学中に数学の成績悪《あ》しかったので退学し、その後特種工業学校へ入りしに、そこでは空論でなく実地に教え、科目も繁多でないために、その少年は数学に興味を感じ、立派な数学者とさえなった……

かくのごとく子供は第一に強壮を旨《むね》とし、強健ならば学問も入りやすく、しかしてその学問は簡単にし実地的にしてゆかねば学問の効能はない。この弊もいまの学校教育のよろしく一考すべきところである。

＊

文明人の学校教育はだいたい以上のごとく弊害に充満しているからして、余は周囲の事情も斟酌《しんしゃく》し、天然生活の精神に照らし、左の案を提供する。

児童は義務教育年限――すなわち十四歳までは私立または公立の中学校に入り簡易なる算術・国語（読方・習字・作文）・歴史・地理の摘要を学び、生活は天然的たらしめ、家庭においてはもちろん学校でも厳酷に拘束するを避け、小学卒業後は半年一年、実地の業務を見習わせて自己の好むところのものを選《えら》ませる。

かくていよいよ将来の目標を定めて、その目的に必要な学科を学ぶために高等の学校へ入学させる。たとえば数学の必要な職業もあり、図画の必要な職業もあるべし。その他目的が種々《しゅじゅ》であろうから、各自その好むところに従わせる。

かくせばその学科は学生自身が将来に必要であることを確認するとともにその他の多くの学科に煩《わずら》わせられぬからして、きわめて迅速に修得することができる。

かくして専門的の理論に通暁《つうぎょう》したうえで、ここに初めて実際の職業につき、それ以上は職業のかたわら研究向上することとする。

かくせば費用も多くを要せず、年限も短く、健康をも損せずして世に出ることができるから、世に出てのちさらに大いに研究するの余裕を存し、現代人のごとく学校を出てのちは呼吸が通うているばかりのごとき陋態《ろうたい》・無勇気ではないから成功も疑いないのである。

古来大なる事業をとげたものの多くは、みな不完全な教育を受けたものである。ナポレオンであろうが、ルターであろうが、ルソーであろうが、シェイクスピアだろうが、みな大学教育の産物ではない。

なお余の真の希望をいえば、一歩を進めて児童を天然に放任することである。相当年齢に達せばそれぞれ手工その他の労作をなさしめ、教育の重荷と呵責《かしゃく》から免れさせるものだ。

古代の無教育なる人民がいかに卓抜な美術的才能を有していたかを知るものは、かならず余の放任主義に左袒《さたん》せねばならぬはずだ。

青年は教育を施さずとも必要を感ずればかならずこれを研究する。幼年時代にすこしの学校教育を受けたのみで職人または商人となり、のち感ずるところありて学問をした晩学のものが大成して高名なる学者となりし例は、はなはだ多い。かくのごときは、少年のころにその熱心とその精力を学校で殺されなかったためである。

年齢が十歳以上になった児童がはじめて学に就《つ》くや非常の速力で進歩し、六歳から入学した児童が一年もかかってようやく了解することを晩学児は二、三ヶ月で卒業するの例をみて人は驚きの眼をみはるけれども、何のふしぎもない当然のことである。

ゆえにその子弟が学問を好まぬからとて父兄は心を労するに及ばぬ。学校の成績が悪いからとて失望するに足らぬ。人間は学校以外で養成され、学校は児童を戕害《しょうがい》する場所であるばかりだ。世の父母はこの点においてもすみやかに天然に還《かえ》らんことを切望する。

＊

以上は主として男子教育について述べたが、女子にはいっそう高遠なる学問を無理にかよわき頭に注入するを避けて、主として実際・家庭的の教育を施さねばならぬ。すなわち裁縫・料理・洒掃《しやそう》・園芸等を教授し、その健康・善良・快闊を保たしめ、家庭の魂《たましい》として健康なる次代を産ましめねばならぬ。もし然《しか》らずしてヒステリー、難産の袋とするのは悲惨のきわみである。

およそ人の父母たるもの誰《たれ》かその子の幸福を求めざらん。いかにせばその子が最も多くの金を儲けうるだろうか、いかにせばその子が社会より最も高き尊敬を受けるであろうか、いかにせば最大の快楽と利益が得らるるだろうか……とは、世の父母がみな念々苦悩するところであって、これがためにはいかな犠牲を払うもいとわぬものだ。

かく父母の苦労するにかかわらず、児童はやや長ずるに及びてはその父母にわかれ、遠国《おんごく》に行くことが多く、家庭はただ子供時代の幸福な記念物にすぎぬ。

いったん父母に遠ざかりたる子供は、望郷の念禁じがたきも互いにその手をにぎるは稀《まれ》で、また相遇の楽しみも束《つか》の間でふたたび遠くわかれてその職業に就《つ》かねばならぬのは、なんと憫《あわ》れなことではないか。

かかるあわれなる境遇とならんがために、多くの犠牲を払い、みずから奉ずること薄く、幾《いく》多《た》の不便を忍ぶは、その志《こころざし》あにまた悲しむべからずや。

しかし世の中の父母がかくまでして望むところのものは、多くは正当のものでもなく、また天のわれらに下すところのものでもなく、また真の人生の幸福でもなくして虚栄と浮雲の富貴《ふうき》とであるのは、さらにさらに悲しむべきことだ。

かかる虚栄、浮雲の富貴《ふうき》、何の価値なき幸福、ただちに覆《くつがえ》る慶楽に憧憬《しょうけい》して「分外——」の野心を起こし、そのために苦しむのは、あまりにばかばかしいではないか。しかもその分外の野心にして都合よく満足せらるるならばまだしもだが、その望みの達せられず、反対に不幸をまねくに至っては悲惨のきわみではないか。

その子に対しての心労の恩賞として父母の与えらるるところのものは何であろう。「樹《き》静かならんと欲すれども風止《や》まず、子養わんと欲すれども親待たず――」で、子供が独立に至るときは親はすでにこの世におらぬものだ。

「多くの人はその厳父の葬式においてはじめて官位の礼服を着用す――」との諺《げん》もある。宿昔青雲《しゆくせきせいうん》の志《こころざし》ようやくとげ、歓楽いまだ極まらざるに無常の鐘は別離の哀情を報じ、墓門ひらかれ冷たき柩肉《きゆうにく》は卵塔《らんとう》一片の土と化し、人は哀傷悲痛、天地に慟哭《どうこく》するもまた及ぶなく、いまさらのように父母の恩愛を想い、往時を追懐して悪夢よりさめたる心地し、父母おわさばとは思えども墓石すでに苔蒸《こけむ》し、答うるものは風にむせぶ松の声ばかりとなり、永劫《えいごう》にふたたび父母の手を握ることができず、生涯その心臓に痛苦の跡を印する……

かくのごときは分外の望みを起こしたるものの皆、みずから演ぜねばならぬ悲劇である。

されば父母はその児女の将来について、すべからく天然生活の真趣を体し、聖パウロが言いしごとく「上を見るなかれ――」との格言を守り、いかにせばその子が遺憾なくその天賦《てんぷ》の才能を発揮し社会に有用の人物となるかを考え、自己の虚栄やその子の空華よりも、むしろ人間ほんらいの面目に照らして、社会同胞を愛するの念のもとに、自己のみの世界でなく万人共存の世界であることに思い到り、分相応・力相当の卑近なる職業を得るに満足し、女児においては人の妻となり自活の道を得れば足ることとせねばならぬ。

幸福は必ずしも生活の山頂にあらずして、かえって平坦たる谷底にあることを知らねばならぬ。

＊

要するに父母がその児《こ》を保育教養するには、子供の自由を尊重し、彼らに最善の方針を指導する朋友であるを忘れず、浮虚なる非望、過分なる栄華を思いきり、人として生活するは何にても同じであることを覚って、十分その児《こ》の天分を発達させる方針に出《い》でねばならぬ。かくせば自己はもちろん、その児《こ》の生活の幸福となり、すべての人民はいっそう幸福となる。およそ真に慈愛をもって児童をとり扱い、これを教育せんと欲せば、強健なる身体的健康の基礎を築かねばならぬ。ゆえに余は天然生活を奨励するのである。

現代の教育にして改められねば円満な幸福は期せられぬ。現代は世界の歴史上きわめて重要なる分界線に立てるもので、聖経にいわゆる「——旧時代は逝《ゆ》かんとし、救世の新時代は来《きた》らんとせり」とあるその新旧交代のときがあたかも今日《こんにち》だ。生活を改革せねば新時代の人となることはできぬ。

ゲーテは『ファウスト』において「——余を青年に後戻りさせよ」と嘆じている。

人はつねに無邪気なる幸福なる長閑《のどか》なる青春の時代を慕うもの。人誰《たれ》か老衰蚤死《そうし》を怖れざらん、誰《たれ》か時々刻々死に近づきつつあるのを忌まざらん……

天然の生活においては頽齢《たいれい》なく、死は苦痛なき大往生だ。ある動物はよく一千年の齢《よわい》を保っに、最高等なる生物たる人間は何ゆえに早く老衰し夭折《ようせつ》するのであろう。

聖典は一千年を生きし人について語り、現今でも、天然と密接して生活し深く仏法を修得したるインドの人民中には二、三百歳を生存するものが稀《まれ》ではない。

真に天然の生活に帰り、その教育も精神的・実際的にして形式虚飾を去るならば、健康を保ち、長寿であり得るのだ。

人誰《たれ》か長命を欲せざらん……

万人みなこれを欲しながら、その希望と反対の生活をしているのは矛盾もまた甚《はなは》だしいではないか。不当なる生活法――驕奢《きょうしゃ》・贅沢《ぜいたく》・懶惰《らんだ》は健康を害し、その寿命を縮むるもので、一種の自殺手段にほかならぬ。

老いたる鷲《わし》は若き鷲《わし》よりも美しくかつ勢いに富む。鷲《わし》は老ゆるもその勇とその力とを失わず、よく大翼をふるって空中に翺翔《こうしょう》し、その死は突然で、何の苦痛もなく瞑目《めいもく》する。

人として鳥に如《し》かざるべけんや……

老人もその心いぜん青壮に、その外貌も矍鑠《かくしゃく》たらんとせば、児童の時代よりしてその身神《しんしん》を自由にし、天然生活に帰るべきである。

第七章　婚姻

恋愛といい婚姻ということは至大の問題である。人間の問題は煎《せん》じ詰めるとこの一つに帰するかに思われているくらいの大問題である。

古来、哲学者はこれを思想の題目とし、詩人騒客《そうかく》もこれを作品の題目とし、青年はこれをもって空想の題目とし、その他すべての人もこの事のためにあわれなる浮身《うきみ》をやつしている。もし人生から恋愛婚姻をとり去らば無味索漠《さくばく》……哲学者も詩人も小説家もすべて題目を失い職業を奪われるに相違ない。げにや恋愛は人生最大の戦闘であって、結婚は唯一無二の凱旋《がいせん》である。

かく重大問題であるにかかわらず、近来しだいに形式にながれ、準縄《じゅんじょう》にとらわれ、天然自然の法則にそむき、不自然・不真面目《ふまじめ》なる恋愛のみにその身を労し、ためにせっかくに凱旋《がいせん》した婚姻も、その結果はかえって煩悶《はんもん》・苦痛・禍害を分捕《ぶんど》りしたにすぎず、その心臓を破り、その安康を失い、はなはだしきは自殺をするに終わるものもあるに至っては、まことに悲しむべきことではあるまいか。

しかしてかくのごときは、みな肉欲的恋愛の招来せし結果である。

けだし男女はもと一体――アダム、イヴは一つにして二つにあらず、これが両体に分かれしはきわめて後《のち》のことにすぎぬ。

自然によれば、男女は渾成合一《こんせいごういつ》すべきものである。そうしてその合一《ごういつ》は清浄無垢《むく》であらねばならず、この間些少《さしょう》たりとも他の何ものをも交《まじ》ゆるを許さぬのみか、また他の何ものの拘束制限を受くることも許さぬのである。

しかるに天然の尊貴を知らぬ文明の人間は、位階とか教育とか財産とか、父兄の関係とか舅姑《しゅうと》の意見とか、その他種々《しゅじゅ》雑多の自己以外のことのために天然の恋愛婚姻を障礙《しょうがい》されたり、また「法律——」という面倒な文字《もんじ》によりて束縛をされているのみならず、なおその性欲的感触——すなわち衣裳や化粧に欺《あざむ》かれ、もしくは音楽や舞踏に魅せられて婚姻するものが多い。

ある所に二人の男が牢舎に囚われ、きわめて仲よく暮らしておったに、逃走のおそれがあるからとて鎖で二人をつないだところが、たちまち喧嘩《けんか》をはじめ、朝から晩までにらみ合っていた……という昔ばなしは、そもそも何をわれらに語るものであろうか。

これは不自然なる、人為的もしくは感触錯乱の婚姻のおちいるべき結果を示したにほかならぬ。

*

すでにその恋愛婚姻の過《あやま》っているのみか、婚姻後、夫婦のまじわりに至ってはさらに過誤を重ねておって、そのため幾多《いくた》の災禍を受けつつある。

法律は結婚以外の交接を厳禁し、犯す者は刑罰を加えて怪しまぬが、既婚者に至っては何の制限をも加えていない。これについて昔から何の教育も施されていないのはむしろ不可解のことではあるまいか。制限のないために人はその自由を濫用《らんよう》し、害毒をうけ、危険におちいる。天然の生物について見るがよい。みな一定の時期があって、決して乱に及ばず、天の命じたところに従っている。

しかるにひとり人間のみがその自由を濫用《らんよう》しているのは恥ずべきことではあるまいか。神聖であるべく清浄であるべく無垢《むく》であるべき夫婦の和合《わごう》が、神聖ならず、清浄無垢《むく》ならず、ただただ刹那《せつな》的淫楽のために濫用《らんよう》されているのをみた神は、かならず怒《いか》らずにおかぬ。神は、ヒステリーや貧血や、胃腸病や神経病や、いろいろの疾病《しっぺい》をもって家庭の和楽を撹乱《かくらん》してこれを罰するけれども、浅はかな人間は神罰たるゆえんを悟らないのである。

これらが神罰である証拠は、以上のごとき疾患《しっかん》災厄が、一時的の夫婦別居によりて容易に拭《ぬぐ》うごとく治癒するのをみても明白である。

そもそも夫婦のまじわりは何のために行うのであるか。唯一の目的のために行うものである。唯一のその目的はいわずと知れた生殖のそれだ。

しかるにかかわらず世の中では、この目的以外に放縦《ほうしょう》なるもの比々《ひひ》みな然《しか》らざるはなく、この目的のため、すなわち神の命じたる責務を果たすため――と心得て行うものはほとんど一人もないありさまなのは、何たる堕落状態であろう。

また甚《はなは》だしきは、前世紀の末よりして科学的に避妊術が実行せられることで、教育あり地位ある人々がこの背天の罪悪を犯して恬《てん》として省《かえり》みるところなきは、咄々《とつとつ》怪事ではないか。

さらに甚《はなは》だしきは、すでにまじわりの目的を達してその婦が妊娠せるに、なお淫楽のために閨房《けいぼう》に入《い》るもののごときは、げに言語道断である。

彼らはみな天意天命に背悖《はいれい》せる不慎の徒である。彼らがこの不慎をあえてするに至ったのは、生活が不自然におもむき、生殖の結果たる児女の教育とこれに職業を与うるに困難を感ずるからであって、その情はいささか酌量すべきものありとはいえ、もしその生活を自然にし、現代の虚偽・皮想・幻影の生活より逃れいずるならば、児女教育について、職業の付与において、何の困難も感ぜず、したがって天に背きて不慎をあえてし、その応報を受けて不幸に苦しむこともないのである。

しからば天の命ずるところに従うのはいかにすべきであろう。余は立ち入って説くを好まぬけれども、すておき難いからして、昔からの左の格言を紹介しよう。

いわく「――度数すくなければ少なきほどよろし」

この格言はまことにわれらを欺《あざむ》かぬものだ。多からんより少なきを欲せ。しかして初めて適度であり得るであろう。そうして常にその房事の目的に向かって神の命ぜしところを行い、一点の邪念邪思なく、俯仰《ふぎょう》天地に愧《は》じぬ光風霽月《こうふうせいげつ》の心をもってすべしである。

かくてはじめてその適度を得、濫淫《らんいん》よりする禍害をさけ、安康なる家庭であり得るであろう。

＊

要するに結婚は男女渾一を欲するもの、まじわりは唯一の目的のために行うものである。しかるに現代人は婚姻をみるに娯楽のために淫楽を事とし、甚《はなは》だしきは自己の本志にもあらずして単に家庭の事情に制せられ一種の勤務と心得て婚姻を行うものあり、さらに甚《はなは》だしきは婚家より金を得んために、すなわち商売と心得て行うものすらあり……みないよいよ自然を距《へだ》たること遠く、すべてが人為的である。かくのごときは唯物主義・無神論の現代人の当然おちいるべき穽《わな》であるのだ。

現に千尋《せんじん》の壑《たに》に落ちているが、反省すればなおよくみずから救うに足る。

法律上で多妻主義を禁ずるにかかわらず、実際上においては挙世滔々《きよせいとうとう》として多妻主義で、既婚者において一夫一婦主義を厳守するものあれど、彼らとて、その結婚以前の青年時代における放縦《ほうしょう》なる所行をなせるをも勘定して考うれば、現代法律の禁止に抵触せざるものはけだし稀《まれ》なりと言わねばならぬにみても、現代人の恋愛と婚姻に対する思想のいかに堕落せるかは思い半ばに過ぐるものがあろう。

今にして反省せずば、かくのごとき民族はついに亡ぶるあるのみだ。古《いにしえ》より悖神背天《はいしんはいてん》の淫楽をむさぼる国民にして亡びざるものいまだ一つもないのだ。

すべからく天然に帰れ――。天然に帰って恋愛を神聖のむかしにかえせ。婚姻を自由にし、房事を適度にせよ。かくて初めて平安幸慶は求めらるるであろう。

第八章　職業と労働

むかし人間が天国にあったときは、働かなくとも日常の事を欠かず、健康であり安寧《あんねい》であった。天然の動物は到るところ衣食に事を欠かず、少しも生活のために心を労せず、美しき自然のうちに嬉々として遊び暮らしている。

天地間の生物中でひとり人間のみが苦しい労働に服し、年が年じゅう間断なく暗黒なる地下の坑内に働いたり、悪臭鼻をうつ製造所に働いたりして心労のありたけを尽くしている。

かかる身体的労働に従事せぬものも、心の労働から免れることができぬ。心を労するものは人を使用し、力を労するものは人に使われている。人に使われるものも、人を使うものも、畢竟《ひっきょう》はその口を糊《のり》しその欲を満たさんがために営々としているので、その他に何の目的もない。

そうして唯一の糊口《ここう》の目的のために人間が天授の健康・自由・安楽を犠牲にして顧《かえり》みないありさまであるのは、客観すれば、げに悲惨のきわみである。

いかに一時的苦痛な仕事にせよ、もしその結果が幸福を生み、前《さき》の苦痛と後《のち》の幸福とをさし引き勘定して余るならばよいけれども、現代人はその仕事により何ら幸福の報酬をも受け取らず、一生涯を通じて苦悶煩悶《はんもん》をのみ続けつつあるに、なおかつ悟らず、あくまでも仕事によりて幸福が得らるるものとして、はかなき希望を仕事の上になげかけているのは、まことにミジメな話である。

試みに見よ、現今世界における仕事の数はじつにおびただしくその種類を数えきれぬ。しかるにかかわらず人生の快楽は往昔《おうせき》よりもかえって少なくなり、挙世滔々《きよせいとうとう》として、いたずらに間断なく、齷齪《あくせく》として仕事に従うばかりではないか。

現代人がむかしの人より幸福であるかと質問せば、多くの人はかならず「否《いな》」と答えるのだ。かの孜々《しし》として幸福を追求する者も真の幸福のいずれにあるかを知らず、しかしてその求むるところの幸福が久しく得られざるに至っては、絶望死に至るものも少なくない。あに悲しむべきではあるまいか。

現代人が惶々忙々《こうこうぼうぼう》として努力するにかかわらず少しも幸福を得られず、到るところに失望・落胆・困憊《こんぱい》・病死を見るゆえんのものは、人が天然に遠ざかり、求むべからず、求むもとうてい得べからざることを欲求するの結果にほかならぬ。

ゲーテは『ファウスト』において「――汝《なれ》は憂悶すべからざることを憂悶し、汝《なれ》の有《ゆう》にあらざるものの喪失を悲しむ」と言っているが、げにゲーテの言《げん》のごとく、現代人は憂悶するに足らぬことを憂え、求むるに及ばぬものを求め、がんらい自分のものでないものを失うことを悲しむからして、ここに失望きたり、落胆いたり、果ては困憊《こんぱい》病死にも陥るのである。

人生の煩悶《はんもん》なるものは、毎日必要なだけを儲けるところには存せず、余分を願わぬところには存せず、おのれの分を知り、足ることを知るところには存在しないで、その日を暮らす以上を儲けようとし、過剰を得て蓄積し未来の富裕を得んと欲張るところにのみ存する。

かかる欲張りの者は、いったん希望する富裕を得たからとて安心するものではない。さらにいっそう富裕となり、今までに得たところを失わざらんと努力するために、その煩悶《はんもん》は以前にも倍し、一日として安き心もなく、健康を害し、気力を耗《もう》し、安寧《あんねい》を失う。

かくなれば活力を減殺《げんさい》され、働く力を失うからして、せっかくに得た富もこれを保つことあたわず、なるほど金は儲けたけれども病気のために使ってしまって失望のあまり死んだ……などいう例はきわめて多いものだ。倉廩《そうりん》に充つる財宝の一朝にして失われ、高貴の官位も束《つか》の間に失われる事例は、何人も日々に見るところではないか。

欲張るものは煩悶《はんもん》し、煩悶《はんもん》すれば余りある財をも十分とせず、飽くまで不足に苦しみ、軽暖なる衣も体に快《こころよ》からず、旨甘《しかん》の食も口にあわず、終生不愉快と困苦とで暮らし、俄然《がぜん》として地獄のお迎いをうける……ばかげきった話ではないか。

げにや煩悶《はんもん》は怖ろしき妖怪で、饕餮《とうてつ》飽くなき悪鬼であるからすべからくこれを退治せねばならぬ。しかるに煩悶《はんもん》は浮雲の富貴《ふうき》に執着する慳悋《けんりん》の心から生まれる。

「金銭の愛は百悪の根源なり――」という語があるのを忘れてはならぬ。

もっとも慳悋《けんりん》ではなくて、奢侈《しゃし》栄華をしたいため、金銭を散じて刹那《せつな》の快を貪《むさぼ》らんがために営々孜々《しし》たる者もあるが、奢侈《しゃし》栄華も畢竟《ひっきょう》一夕《いっせき》の夢であって、われらに何ものをも持ち来《きた》さぬ悪徳たるにすぎぬ。

かかる悪徳をなし、はかなき快楽を求めんがため煩悶《はんもん》するは、慳貪《けんどん》にして煩悶《はんもん》すると何の択《えら》ぶところもないのである。

＊

しからば仕事をするのは愚かな業《わざ》か――

いな、今日《こんにち》はもはや仕事のなかった原始の状態に帰らしむことはできぬ。「仕事なきところに報酬なし――」で、働かねば食えぬのであるから、仕事は大いに必要であり、従事せねばならぬ。

しかし自己の生活のためにのみ働き、はた自己の利欲のためにのみ奔走し、あるいは自己の肉欲を満たさんがためにのみ仕事をしては、とうてい煩悶《はんもん》より逸脱することはできない。けだし求むるところは結局得らるるものではないからである。

ゆえに人はかならず自己を没し、すべての欲望をすてて、誠《まこと》のため正義のためにのみ働くの心をもって事に従事せねばならぬ。かくて初めて労苦なく、煩悶《はんもん》なく、疲憊《ひはい》なく、瘋狂院《てんきょういん》へ送らるる心配もなく、きわめて安穏《あんのん》にその天を楽しむことができる。

しかるに現代人は義務・正義・犠牲・公正・忠信の考えは一つもなく、いたずらに金銭または名誉を得んために職業労働に従事するからして、一つの目的を達せばさらに不足を感じ、真の幸福は追いつくにしたがって同じ比例の距離に遠ざかり、その極はこの世からなる地獄に堕落する。そこには疾病《しっぺい》・潰爛《かいらん》したる神経・涕泣《ていきゅう》・切歯《せっし》・破滅・死亡があるばかりだ。

ゆえにまず何のために生活するか、何ゆえに生活するか、何ゆえに死というものがあるか、現在未来に対する正しき目的は何であるか、ほんらい人間はいかんのものであるか——を決《けっ》定《じょう》して、もって事に従うべきである。この問題は天然生活によりてはじめて決せられるのだ。人は誠・義・愛のためにその生涯を委《ゆだ》ねねばならぬ。人の最高の祖国——すなわち天国のために生死するの覚悟を要すと説くよりも、天然の生活に入《い》らばすべての問題はおのずから悟得せられる。

近時《きんじ》、交通機関の発達とともに商業はしだいに繁盛猛烈となり、商人は利得の機会が昔日《せきじつ》よりも多いためにいよいよ熱心に商業に従事し、たがいに搏噬《はくぜい》して商戦にしのぎを削り、前代未聞の大血戦をしている。その混戦乱軍の間にありてよく勝ちを制するものはきわめて稀《まれ》で、多くの負傷者と犠牲者のみそこに彷徨《ほうこう》し、悲鳴の声は天に冲《ちゅう》せんばかりである。

かかる修羅場に公徳・正義・真実の容《い》るる余地はないから、道徳的検束はまったく撤去され、法律上の懲罰で制裁を設けてかろうじて公正を維持しているばかりだ。

商人が血眼《ちまなこ》になって馳《ち》駆《く》するありさまを見ると、蒼惶《そうこう》として韋《い》駄《だ》天《てん》に追われているようで、一生懸命であるのはあまり見っともよき図ではない。

しかしてその馳《ち》駆《く》するゆえんを聞けば、単に富を得んがため、他より少しばかり余計に財を積まんがためである。積むところの富、蓄うるところの財、畢竟《ひっきょう》人生において何を意味するか、汝《なれ》の死を救いうるか、児女の病を扶《たす》けうるか……といえば、空々漠々《くうくうばくばく》何の答うるところを知らないのだ。

エマーソンいわく「――人生のきわめて野卑《やひ》なることは急ぐことなり」と。吾人《ごじん》をあざむかぬ言《げん》である。急ぎに急ぎて夜をすら耿々《こうこう》として安眠することができず、寝床のうえに輾転反側《てんてんはんそく》するからして、この世からなる地獄たる神経病におちいり、多数者はことごとく早老夭死《ようし》をする。

現代的商人はぐずぐずしておってはだめだ――という者もあるが、性急なるものはかえって失敗し、悠然《ゆうぜん》たるものが成功するのは常にわれらの目撃するところである。

孜々《しし》矻々《こつこつ》すこしの閑日月《かんじつげつ》もなく無休に働き、無逸に暮らして大なる富を積む商人はすこしも羨《うら》むには足らぬ。けだし彼らの富は薄弱な基礎のうえに積まれたもので、彼らは何ものも獲《え》ずしてかえって大切なものを失うている。これ到るところの製造所・商店が十年二十年にして早く亡ぶのにみて明白である。

また多くの商人は「――いまの世の中で廉潔・公平・忠信・正直では商業に成功することができぬ」という。もし果たしてしからばこれ一大事、天柱《てんちゆう》くだけ地維《ちい》断つ――の大変事だ。

聖経にいわく「――彼らは富を積む。しかも誰《たれ》かこれを斂《おさ》むるかを知らぬ」「――彼らは家を建つ。しかもその中に棲《す》まず」「――彼は全世界を獲《う》るもその霊魂を失えり……」

こんにちの商人はみなこの格言に顧《かえり》みて、すこしくその性急を矯《た》めねばならぬ。性急は骨折り損のくたびれ儲けとなるばかりだ。よろしくいま少し落ちついて正義の観念のもとに業務に従事し、あまり多くを欲張らないようにせよ。

こんにちの生活を支うるには小規模・小資本で何の差し支えがあろう。天然の生活にしたがえば、なんぞ血眼《ちまなこ》になるの必要があろう。かく根本の考えを改めてとりかからば、懊悩《おうのう》もなく、激昂《げっこう》もなく、煩累《はんるい》もなく、その業務は自然に繁盛となり、発展し来《きた》り、堅固な基礎のうえに予期せざる富をも積むに至る。

今日《こんにち》において確実なる基礎のうえに大なる富を積み幸福を得たものは、その初めにあたりてはみな正義の心をもって多くを希望せずに悠々《ゆうゆう》と業務に従事した人々で、初めより大欲をもって性急に進んだものは一人として成功しておらぬ。

いわゆる「成功――」なるものは人間の努力にのみよるものではない。運命の伴うもの大なるを知らねばならぬ。運命を知らず、いたずらに努力し馳駆《ちく》するも畢竟《ひっきょう》なんの益かあらん。いったん大失敗をなし破産の宣告を受けたものが、一朝その志《こころざし》を新たにして小規模で商業をやりはじめると、前《さき》の大商店主でありしときよりも安穏《あんのん》で、身体は強壮となり、真に天を楽しむに至った例は、われらの目の前に無数に陳列されているではないか。

現代文明社会に馳駆《ちく》せる商人はみな「止まれ――」の号令によりて立ちどまり、その方向をたて直して、恭謙・忠信・正直・謹慎、よく天然の天法にかんがみ、平静に温和に秩序的に進まねば、とうていその身を保つことはできない。

挙世滔々《きょせいとうとう》として利に走り、道義の観念なき今の世において、われのみ正義忠信を事とすれば、ただちに時勢おくれの劣敗者となり衣食に窮するに至るをいかんせん……と心配するものがあるが、これは無用の心配だ。彼らは「――人並みの生活」というを口癖にしている。「人並み――」とはそもそも何であるか。

文明の悪弊に満ちた生活は少しもまねするに足らぬ。もし天然生活に帰らば人は何ぞ衣食の心配があろう。神はすべての人に与うべきパンを無尽に有していられる。人が神の意《こころ》にしたがい天然の命に帰せば少しも苦労はない。

＊

しかし世の中には我欲のものがあって、神の恵みをひとりで私《わたくし》するものあり、また病身魯《ろ》鈍《どん》で貧苦になやむものもある。

随意的の清貧は尊ぶべきも、やむを得ざる赤貧は疾病《しっぺい》と同じであるから療治せねばならぬ。それには分限者《ぶげんしゃ》は、よろしくその富を頒《わか》たねばなるまい。「――富をなさば仁ならず、仁をなさば富まず」の語がある。世の富豪は果たしていずれを択《えら》ばんとはする。しかも「――富は屋《いえ》を潤し、徳は身を潤す」の語を聞かば、彼らは必ずや身を潤すことを希望するであろう。

富者が疾病《しっぺい》的赤貧者のためその富を頒《わか》つとき、富者の内的生活は煩悶《はんもん》を減じ、重荷をおろした気になり、健康は増進し、事業にも興味をそえ、新生活の日輪《にちりん》は煌々《こうこう》として頭上を照らし、緑匂い花笑い、清泉わき禽鳥《きんちょう》さえずるの楽天地に住むを得るのである。

かの富豪が晩年にいたりて喜捨《きしゃ》するのは、じつはその心の重荷をおろさんがためである。同じおろすなら一日も早《すみや》かなるがよいではないか。

ゆえに不随意的赤貧者には誘導鞭撻《べんたつ》を加えて治療を必要とするとともに、富者はその富を頒《わか》つを要するが、普通の健康無病者はすこしも衣服不給を心配するには及ばぬ。それを心配するのは人並み以上の生活、有害な文明的生活に生きんとするからであって、もし天然生活に入《い》らば、正義・忠信・廉潔の徳を守るも決して窮することなく、心おのずから平《たいら》かなるものがあるべきだ。

しかももし果たして世人の言うごとくすべての金銭財宝が不正不義の徒に掌握せられ、善良なる目的に使用せられず、忠信正直なるものはこれより疎外せられ困苦するならば、天はかならず、大風が一過して腐敗せる空気を洗うがごとくに、何らかの手段をもって郭清《かくせい》するに相違ない。

天の摂理は甚深玄妙《じんしんげんみょう》であるから少しも心配するに及ばぬ。古来世界に行われたる幾多《いくた》の革命は、みな天が人をして行わしめた摂理にほかならぬ。いまも「社会民主党――」の起これるはそれがためである。

こんにちの「社会民主党」の主張は自己の過失を棚にあげて他を非難する点が多く、まだそのことごとくを採用することができぬけれども、一部はたしかに真理より来《きた》りしもの……

もし文明人の罪悪にしていまいっそう増長せば、天はかならず治療の手段をとるべきは、堅く信じて疑いを容《い》れぬところである。

天運は循環す。決して一処に停滞するものではない。正直・忠信・廉潔はかならず最後の勝利者たるを知らねばならぬ。

＊

現代人――ことに青年が職業を選択せんとするときには、みな身体的労働をさけ、精神を労する仕事に赴《おもむ》こうとする。万事顛倒《てんとう》の世の中だから仕方がないとはいえ、この事のごとく、その是非のきわめて明白なことさえ覚知することができぬのは哀れな話だ。

労働は身体を強健にするに反し、精神を労するものは疾病《しっぺい》を醸《かも》す。労働は昔のごとくに尊敬せねばならぬ。職業に、あに貴賤の差別があろうや。労働をすてるものが多いから職業が少なくなり、就職希望者が官衙《かんが》・会社の門に氾濫《はんらん》するのだ。かくてそこに生活難を生じ、疾病《しっぺい》を来《きた》し、自殺行われ、不平は寧日《ねいじつ》なきに至る……

青年にして一朝翻然《ほんぜん》労働に従事すれば、何の不平、何の不足があろう。

＊

あるいは労働者は短命の事実がある――というが、実際においてはその言《げん》のとおりだ。こんにちの労働者はむかしの労働者よりも不健康で、罪悪を犯すものが多く、自殺の数も多いのは事実だ。

その代わりむかしの労働者より、より多く働きて、より多くの権利を得、より善《よ》き生活をし、より善《よ》き学校を有しているのもまた事実だ。

文明の華麗に酔い、それが身を殺す害毒だとも気づかずに、少しなりとも多くの金を儲け、少しなりとも多くの酒を飲み、少しなりとも多くの腐肉を啖《く》わんがために、寧日《ねいじつ》なき烈《はげ》しき労働に従事し、あるいは地下の闇黒なる坑道内に、あるいは悪ガス胸をふさぐ工場内で過労するから、その結果として短命となるのである。

もし人間のいかんのものたるを知り、文明の毒酒をしりぞけ、短簡《たんかん》幸福なる天然の生活に入《い》らば、何ぞ過労して命を縮める必要があろう。

ある種の労働者に、その現状まことに憐れむべきもののあるのは事実だ。暴虐にして強欲なる資本家の犠牲となっているものもある。しかしそれをもって労働は命を短くするとは言われぬ。

社会組織の改良すべきはむろん改良を要するが、それよりも前《さき》に、まず各個人の内部精神より改革し、その根本を清めなければならぬ。内心を改革し、根本を清めたうえにおいて天然を覚知せねばならぬ。

人間が天然に帰り淳朴《じゅんぼく》に帰ること多ければ多いほど、労働することはいよいよ少なくなって生活はますます安楽となる。

すべての青年は労働に従事せよ。またすべての青年は、官吏たり商人たり製造家たるも畢竟《ひっきょう》空華にすぎずして永久に所有することあたわざる名誉だの金銭だののために囚えられ、これに執着し、それに労せられ、身神《しんしん》を損ずるなかれ。

すべての人は正義・忠信・廉潔をもって、急がず、騒がず、血眼《ちまなこ》にならず、悠々閑々《ゆうゆうかんかん》おもむろにその職業につけ。人間は精神・身体は一つよりほかになきことを知れ。富を獲《う》るも命を失うの愚をさとれ。生活は容易であることを知り、天然のわれらに示すところに従え。かくせば何の不足かあらん、何の煩悶《はんもん》かあらん、何の衰耗かあらん、また何の自殺かあらん。天然に還《かえ》れ——。安心立命《あんじんりゅうみょう》の道はこれをおいてまた他にない。

第九章　娯楽

名利《みょうり》のために狂奔する過労の結果として、文明人は、種々《しゅじゅ》の形式にて運動保養の必要を感ずるのだ。すなわち体操遊戯にふけるもあれば、あるいは遊泳・闘拳術・柔道・剣道のごとき闘技にこる者もあり、あるいは乗馬・氷滑り・そり滑り・漕艇《そうてい》・自転車乗り・自動車乗り等……その他枚挙《まいきょ》にいとまがない。少しく余裕あるものは汽車・汽船によりて旅行を企てるものもある。まことに忙々《ぼうぼう》惶々《こうこう》めまぐるしいことだ。

しかしこれらの運動娯楽はみな人為的であって不自然のはなはだしきものと言わねばならぬ。不自然の行為は、一時的にいかに効果あるらしく見えたにせよ、結局は有害無益に終わる。

体操遊戯はいかなる形式であっても体的動作なるにすぎずして、神経には何の影響もないことだから、無趣味なために厭々《いやいや》ながらやることになり、かえって神経を傷つけ、天寿を縮むるにいたるものが多い。しかるに世人は単にその当座の壮快なのをみて長い間に生ずる害を知らぬのは歎《なげ》かわしいことだ。

体操遊戯が有害なことは相撲《すもう》・闘拳家・曲馬師などがみな短命である事実にみて明白である。あるいはかくのごとき職業として過度に運動する結果で、体操そのものの罪ではない——というう者もあるが、過度で害あるごときのものは初めから手を出さぬがよい。人々はみずから自己に適当なる程度を定《き》めることは困難なものだからである。

つぎに遊泳は近来さかんに行われるけれども、身体が一時的に全部空気から遮断されるからして、時間が長ければ長いほど害のあることはすでに空気の篇において述べた通りである。すべての動物は決して娯楽や保養のために泳ぐものではない。人間は生活上、実用的に遊泳の練習をする必要があるけれども、それは真に実用のためであることを忘れてはならぬ。実用たる以上、長時間にわたる必要はない。

近来いよいよ盛んなる舞踏であるが、古代男子は舞踏を見物するばかりで自分で踊り狂いはしなかった。サロメはヘロデの前にて舞踏を命ぜられ、洗者ヨハネはこれがためにその首を失ったではないか。

現今の舞踏において、はなはだしき淫楽が行われている。男子は決して男子とは踊らず、婦人は男子の相手なき場合にかぎりて婦人どうしにて踊り狂う。これを行うには室内は密閉し、黄塵万丈《こうじんばんじょう》のうち、人は酒をかぶり肺の活動の盛んなるときである……単に衛生上からみてもその害の恐るべきもののあるのは言うをまたぬ。いわんやこのうち幾多《いくた》の不義罪悪の萌芽するをやだ。

甘きこと蜜のごときも怖ろしきこと蝮《まむし》のごときこの陋習《ろうしゅう》は、かならず幾分の制限を加え、悪魔の俘虜《ふりょ》となれる男女をその手から救い出さねばならぬ。

狩猟は衛生上に有利だとされて奨励されている。身体を鍛錬するには幾分の効があろうけれども、その効も心を賊する点でさし引かれ畢竟《ひっきょう》は零《ゼロ》であるまいか。人を残忍にし、道徳上によからぬ影響を与えるものだ。狩猟家が人に忍ぶことの強いのは畢竟《ひっきょう》これがためだ。君子の遊びではなく、天然の法則に背反するものである。

このほか骨牌《カルタ》のごときも精神を怠惰に赴《おもむ》かせるもの、賭博にいたっては人心を賊《そこな》うことさらに甚《はなは》だしきものあるのは余が言《げん》をまたぬ。

つぎに物品を蒐集《しゅうしゅう》するを道楽としている者がある。古銭・古本・古絵・骨董・衣服・印紙・陶磁器……その他種々《しゅじゅ》のものを集めて高尚な道楽だと得意がっている者が多い。

他の道楽に比して精神を傷害することの少なきはもちろんである。しかしこれとても凝《こ》っては往々狂熱となり病的となることがあるものだ。汚穢《おわい》にして唾棄《だき》すべき古物でそのものには何の実価なきに、蒐集《しゅうしゅう》者は、これを貴重な品だとし、風変わりの嗜好《しこう》にふけり、これがため金銭と健康と安寧《あんねい》とを犠牲にする。

人はおのれの娯楽のために、生活の幸福のために、神にさからい天然にもとり、私心に蔽《おお》われて正道を失ってしまう。いわんや欲心よりしてこの種の道楽に入《い》る輩《ともがら》のごときに至っては沙汰《さた》の限りである。

この他観劇・音楽会などの耳目をたのしましむる娯楽もあるが、これとて虚偽仮想の享楽で真の娯楽ではない。

＊

かく言い来《きた》らば、余をもって人生のすべての娯楽を奪取するものだ——という者があろう。しかれども余は、自然にして正当なる娯楽を人に与えんとするものだ。人は珍宝も科学も美術もみな真に自己の所有とすることはできぬものであるけれども、ただ一つわれらが受け得らるべき真実の福禄がある——それは自然の楽しみである。宏壮・雄大・崇高なる天然、嬋娟《せんけん》たる野花《やか》、蓊鬱《おううつ》たる森林、喞々《しょくしょく》たる虫声《ちゅうせい》、喈々《かいかい》たる禽鳥《きんちょう》、淙々《そうそう》たる流水……これら大自然の絵画音楽こそ真にわれらの所有すべき福にして、またいずれの娯楽にもまさりてわれらを慰安するものである。

天然の楽しみには反動が伴わず、神経の過労なく、一つも後腹《あとばら》の痛む心配なく、これを得るために多くの資金を要せず、まことに唯一無二の娯楽であるのだ。

これをすてて他の有害なる人為的娯楽に就《つ》くからして、その財をつぶし、その心を害し、ついにその身を失うに至るのである。人為的娯楽が精神に及ぼす悪影響はきわめて隠微であるから人はこれに気づかぬけれども、長年月にわたるその害は、けだし思い半ばに過ぐるものがある。

しかもわれらはこの天然の娯楽よりもさらに一歩を進めて、まことの天に近き、まことのわれを発見せねばならぬ。明教のうち自《おの》ずから楽地あるを知り、仁と義と信と廉との精神的快楽を知らねばならぬ。

人は利欲のため眼くらみ、名誉や富栄をもって幸福とし、この幸福を追うて走るけれども、その目的は果たして達せらるるの期《とき》があろうか。これあたかも球上に立つところの「幸福の女神――」を追うようなもので、ようやくそれに接近すると女神は遠慮なく遠くへ転がって逃げるのだ。

われらは天にしたがい、天を発見して安心せねば、いずれの時が来《きた》るも安心立命《あんじんりゅうみょう》することはできぬ。

落伍者たるを欲せざるもの、紛紜《ふんうん》・煩悶《はんもん》・疾病《しっぺい》・辛酸《しんさん》・泯滅《びんめつ》を欲せざるもの、そうして艱苦《かんく》なく困厄《こんやく》なく、懊悩《おうのう》なく疾病《しっぺい》なき地に達せんには、娯楽についても誤りたる現生活をすて、天を本《ほん》とし天に則《のっと》り、新生活に入《い》りて新生命を求めねばならぬ。

第十章　肉体と精神

人間はもと自由独立の精神体で、肉体たる物質のみでできたものではない。天然生活の必要なるはこれがためであることは、しばしば説いた通りである。

しかるに現代の文明人は——一も物質、二も物質。物質でなくば夜も日もあけず、その健康にかんしても、体量の軽重《けいちょう》をもって健否の標準とし、何らかの関係で身体の水分が減少した結果体量の減じたのをも、何か重大な疾病《しっぺい》の兆候でもあるかに考え大騒ぎをしたり、あるいは尿《にょう》屎《し》を検査して病否を判断し、食物不適よりする排泄《はいせつ》病を屎尿《しにょう》中に認めるとたちまちに今にも死ぬる病気にとりつかれたごとくに落胆したりする。そのくせ物質以外——精神についてはさらに注意を払わぬのは、あまりに物質に偏しすぎているではないか。

消化不良に苦しむもの、頭痛に悩めるもの、頭熱足寒《ずねつそっかん》を患《わずら》うるもの、熱性病に倒るるもの、慢性疾患《しっかん》のため衰弱しつつあるもの、その他不平懊悩《おうのう》しつつあるもの……などは、もしよく一たび物質界より超越し、物質を無視して精神界に遊ぶときには、診察も医薬も、看護婦も器械装置も、何ものをも要せずしてその疾苦《しっく》懊悩《おうのう》から逃れ出ることができる。

＊

精神界に至るには、何の面倒もなく、すべての人為的の贅沢《ぜいたく》をすててその生活を単簡にし、淳朴《じゅんぼく》にかえり、天然自然と同化するだけでたくさんだ。

もちろんまことの道は崎嶇《きく》たるを免れぬならいとて、この天然生活の道をたどるには、その中途で幾多《いくた》の行路難に出あうものである。すなわち精神および肉体のいずれも異状を来《きた》し、何となく不安を感ぜしめることがある。かくのごときは余の「専門道場《ユングボーン》」に来《きた》る者のうち、はなはだ少なくない。

この行路難に出あうと、意志薄弱にして信念堅固ならぬものはたちまち恐怖して元の物質界にかえることを希望するのだが、これは薬の瞑眩《めいげん》とおなじことで、天然生活の瞑眩《めいげん》ともいうべく、この瞑眩《めいげん》のために身体が革命せられ、新たなる精神および肉体の再生が得られるのである。もし天然生活のため身体一部に痛みが起こったり、四肢に倦怠《けんたい》をおぼえたり、はなはだしきは痙攣《けいれん》を起こしたり、消化不良になったり睡眠困難となったりすれば、それこそ内部革命の第一歩に入《い》りたるもの……やがて来《きた》るべき生活――新健康・新幸福の前提であるからして少しも憂慮するに足らず、また恐怖にも価《あたい》せぬ。決して失望煩悶《はんもん》することなく真に天然の指揮にしたがい、神の命令を遵奉《じゅんぽう》しつつありと確信して継続せば、いくばくもなくして瞑眩《めいげん》は消失するとともに、以前の不平・疾苦《しっく》・懊悩《おうのう》も澄みきった秋の空のごとく綺麗にぬぐい去られる。

人間が精神体であり、精神でいかようとも肉体を左右しうることは余の空論ではなくして古来幾多《いくた》の事蹟がわれらにこれを示しておって、少しも争うことができぬ。

かのヴィルヘルム二世の侍医であって、ゲーテと同時代の人で、その著『長生術』をもって有名なるフーフェラント博士は、カントの『心の力』の序文をものしたその中《うち》に――

精神ひとり生活す。まことの生活は精神の生活のみ――この語《ご》いまなお陳腐とならぬ。げに吾人《ごじん》は精神の生活をしているのみである。

したがって精神力は病人を興奮させて疾病《しっぺい》を治癒させることもできる。恐怖その他の感情――すなわち精神作用が、癲癇《てんかん》・失神・麻痺《まひ》・出血……その他の疾病《しっぺい》をも治するとともに、また万病の原因となり、はなはだしきは死をも招くことのあるのは、しばしば目撃するところである。

また、いかなる治療を施してもすこしの効験もなくすでに死に瀕していた人が、突然のできごとより喜悦――すなわち精神の激励覚醒によって治癒されたる例がたくさんにある。久しく唖《おし》であったクラッススの子が、人のその父を殺さんとしたときに突如《とつじょ》としてその発言力を回復したのは人も知る 著《いちじる》しき事例である。

フランスが革命乱で鼎沸《ていふつ》の騒ぎが起こったときに、多年疾病《しっぺい》に苦しみつつありし多数の人が強健となり、なかんずく富豪にして怠惰な者どもの通り病たる「神経病――」は全然絶滅されてこの世に跡方《あとかた》もないものとなった……それもそのはずだ。がんらい神経衰弱症の大部分は、精神が惰弱《だじゃく》不振の結果、もろくも体感に降伏する結果であるからだ。

自己は強健ならざるべからず――と確信するときは、病気もいつかは逃げ出してしまう。

病気を苦にして絶望していると、ついには重態におちいるもので、不治の病でも気力を確かにもっておらば、病気ながらもその健康を維持して長生きもできる。

長男の丁年《ていねん》に達したため安心して老病となりし者が、俄然《がぜん》長男に先立たれたため働かねばならぬことになって、これはならぬ――と気をとり直した結果、健康回復し、矍鑠《かくしゃく》、壮者をしのぐに至った例は世上すこぶる多く見るところであるに徴しても、精神がいかに肉体に影響するかが知られる……

しかり精神が肉体を左右しうる例は少なくない。

ある日、東の国において一人の行者《ぎょうじゃ》が疫病神《やくびょうがみ》に出あったとき、「――どこへ行くか」と質問した。疫病神《やくびょうがみ》は「――五千人を殺すためにバグダードにゆく」と答えた。

そののち行者《ぎょうじゃ》はふたたび疫病神《やくびょうがみ》の帰るのに出おうたので「――汝《うぬ》は五千人を殺すためにバグダードにゆくと言いしに、五万人を殺したではないか、嘘つきめ」と詰問すると、疫病神《やくびょうがみ》はセセラ笑って「――余は五千人を殺せしのみ。そのほかの四万五千人はみな恐怖のために死せしのみ」と答えた……

世の中には死する必要なく、何人も殺さず何病もとりつかぬに自分で病気を起こし、恐怖のために死ぬる者のほうが実際に多いのだ。

またスイスに漫遊中のある旅人は、とある湖で水を飲んだのちに、旅行案内をみると、この湖の水は有毒なり……と記されていたので、たちまち嘔吐《おうと》をもよおし、容態しだいに増悪《ぞうあく》し命もすでに危うく見えたところへ、通りかかりし他の旅人がその次第を聞き、その旅行記を読んでみると、かれ旅人は英国人で、旅行記にある仏語の poison（魚）を英語の poison（毒）と誤解したのを気づき、病旅行者の背をたたいて「――ポアッソンであってポイズンではない。魚が多いので、毒があるのではない」と説明して聞かせると病人はたちまち回復し、再生の恩を謝して手を携えて出発し「――もし君も仏語をご存知なくば、私はすでに死ぬところでした」というた……

また、医学の初学生が、講師の講義する病症を自己にあてはめて自分で病気を起こす例は医科大学にははなはだ多い。

またコレラ病流行時に一人の男が、自分のベッドがコレラ病者の寝たベッドであると聞き、その実はしからざるに神経を起こして病みついたことや、またローマで罪人を断頭台上にあげ、眼を布で掩《おお》い「――血管を切り、血を絞りだすから、その血が一升に満てばかならず死ぬ」と宣告し、その実はただナイフをあてるばかりで少しも切らずに、そのかたわらで水をたらす音をさせて、ある時間ののちに「――ヤー一升になった」というや否《いな》や罪人は死んでしまった……という話などもみな、人間は精神の生活であり肉体は精神でいかんとも左右しうることを語るものである。

なお今日《こんにち》でもしばしば見るところのインドのフェーカス演技は、人間が五官で知覚する万物はみな泡沫幻影なることを信じ、「人体は虚無なり――」との信仰のもとに行うもので、信仰による修行の結果、筋肉中に針をさすも痛痒《つうよう》を感ぜず、針尖《はりさき》のうえで裸で眠ることもでき、われわれ文明人の面前で植木鉢へ林檎《りんご》の種をまき、手をかざせば樹生《き》じ葉生《は》じ、たちどころに林檎《りんご》が成熟し、さらに他の手をかざせばすべて消失する……というふしぎな芸や、または火中に身を投じて平気である……という奇芸をさえ演《や》ってみせる。

これを見たパリの文明人は、フェーカスは人の目をくらます手品だ――というたが、しかし、写真にとろうとしても林檎《りんご》は写真版に印象をとどめなかった……

これは神を信ずることが堅固であらば火中といえども恐るるに足らぬことを証明するとともに、すべての物質はみな幻影であることを示すもので、物質に偏奇する文明人のすべからく猛省を要することであらねばならぬ。

われわれは天然生活に還《かえ》り、眼に映ずる物質界の妄想より解脱《げだつ》し、五官に触《ふ》るる世界は浮雲のごとく夢幻のごとく一切皆空《いっさいかいくう》なることを認めねばならぬ。

もとより魔法・迷信・催眠術のごときは近よるべきものではない。ただ天然に信頼し、神に信頼するにあるのみだ。

現代人は、精神の尊ぶを知ってすみやかに天然に復《かえ》れ――。かくてはじめて真に幸慶なる生涯がわれらの前に現出する。

結論

現代人が生活に苦しみ、疾病夭死者《しっぺいようし》が多く、終生安穏《あんのん》たるあたわず、齷齪《あくせく》として匆忙《そうぼう》のうちに恨みを残して死滅するゆえんは何であるか。

文明が進み科学が盛んになり、空には飛ぶ鳥をおどす飛行機船あり、水には魚《うお》を避けしむる潜航船あり、陸《おか》には一時間百マイルを走る自動車あり、電気の応用・ガスの利用……物質的の供給は至らざるなく尽くさざるなきにかかわらず、何ゆえに災禍困厄《こんやく》の昔にもまして多いのであるか。文明は畢竟《ひっきょう》何ものをわれら人類に持ち来《きた》らしたか。

かくのごときはみな、人間が天にそむき、仮想幻影に惑溺《わくでき》した結果である——と断言せねばならぬ。したがって現世の苦患《くげん》より免れんとするものはまずその天を発見し、天にしたがい、仮想幻影の悪夢よりさめて、真に人生の尊くして楽しきゆえんを解せねばならぬ。

天然生活はこの意味において必要である。余の天然生活にしたがえば、人は今日《こんにち》よりも少なき労苦で今日《こんにち》よりも多き快楽をうけ、崎嶇《きく》重畳《ちょうじょう》せる人生の艱路《かんろ》も平砥《へいと》坦々《たんたん》として娯《たの》しく安らかに過ごすことができる。

光線と空気に親しむの結果は家屋と衣服に労苦するの必要がなく、土に親しむためには靴の美をきそう憂いがなく、天然食をとるためには腐肉に金銭を費やすの心配もなく、教育も子供の天性を助長するにとどむるならば強《し》いて大学を卒業させねばならぬ——との心配もなくなり、また職業についても、とうてい人間の所有となしおおせぬ虚栄を得るために血眼《ちまなこ》になって労苦し、その身を傷つくるほどの執着を要せぬからして、したがって悠々《ゆうゆう》として人生に処し、人間真個の福禄をうけ慶幸を求め得らるるのである。

現代物質文明の中毒者は、すべからく醒《さ》めねばならぬ。さめて天然の新生活により新生命を得、その天年を全《まっと》うせねばならぬ。

天然生活はいかんのものであるか——また天然に従うことの必要な理由は已《すで》に業《すで》に説いた通りであるが、その大要をここに約言しておわかれとしよう。

第一　土に親しむこと

天然生活においては人間が土から生じたものであることを信ぜねばならぬ。したがって日常生活において毎日土と離れぬように心がけることが肝腎《かんじん》である。それには跣足《はだし》で土を踏むことが何よりである。

朝起き後三十分ぐらいは湿りたる冷やかな土を跣足《はだし》で踏むのを日課としておくがよい。町を歩行せずとも、自分の家の庭でよい。跣足《はだし》で庭のそうじをするのは善《よ》い習慣だ。かくせば冷え性の人もかならず足の裏が温かくなって、足袋《たび》をはいたり湯たんぽを入れたり炬燵《こたつ》に寝たりする必要を見ないようになる。

つぎには足袋《たび》はなるべく穿《は》かぬようにする。靴は気孔を多くしたものを用うる。靴足袋《くつたび》も木綿《もめん》の荒いものに限る。なるべく足と土とを密接させ、体内の無用な排泄物《はいせつぶつ》を足の裏から土地に吸い取らせるように心がけるべきである。

野外へ出《い》でて土のうえに横になる。草の上に俯すこと、海浜の砂に埋もれ遊ぶことなど、要するに土と親しむ機会を多く作らねばならぬ。たいていな神経衰弱はこの土と親しむだけで治癒するのである。

土を治病上に用うることもできる。虫にさされた場合などは土を傷口に塗れば治る。負傷も土を水でねって、それを紙にのばして張りつけておけば完全に治る。助からぬ病人も首から下を土に埋めておけば治る場合がある。

土は人間に貴いものだということを深く頭に置き、土に恐怖するをやめて、土に復《かえ》る覚悟が必要だ。

第二　空気に親しむこと

空気が人間に必要なのは言うまでもない。しかるに空気を衣服や帽子で遮断しようとするのはまちがっている。

ゆえに衣類は木綿《もめん》の目の荒いものにかぎる。薄着《うすぎ》でいるほどよい。帽子や手袋なども儀式事、やむを得ざる場合のほかは用いぬこととせねばならぬ。

穴蔵のような家内《やない》にいるのはよろしくない。空気の流通のわるい室《へや》に一週間も幽屏《ゆうへい》されると人は著《いちじる》しく体重を減少するものだ。現代の建物は「空気庵」におとる。家屋はみな「空気庵」なかんずく田舎のわら屋式のものにせねばならぬ。

人間は今日《こんにち》のように家屋や衣服に苦労するの必要はない。天然生活としては、衣服はうすく粗末なほど健康に適する。

風邪をひくのは寒いからではない、薄着《うすぎ》をするからではない。かえって厚着をしておって、ちょっとそれを脱いだ場合に襲われるのだ。薄着《うすぎ》は皮膚の抵抗力を強くするから、かえって風邪には見舞われない。

衣服を原始的にし、薄いのみか寛濶《かんかつ》なものにすることが肝腎《かんじん》で、現代の服装はきょうから廃止すべきだ。現代の服装は労働に便であるが、しかし労働するにしても、あんなに体に密着せず、いますこし余裕のあるものにせねばならぬ。寛濶《かんかつ》な筒袖《つつそで》がもっとも理想的である。

要するに空気に親しむためには衣服をぬぎ、または薄くし、目の荒いものに改める必要がある。

しかのみならず夜間の空気も恐れるに足らぬ。病人のごときも空気の流通わるき密室に置くよりも開放した室《へや》に置くほうが結果が良好である。現代の家屋は窓がすくない。窓をあけ放たねばならぬ。

第三　温浴を廃すること

温浴は不自然だ。冷水浴でたくさんである。毎朝たらいに水を満たせてその中《うち》に蹲踞《そんきよ》し、腰と尻と生殖器を冷やし、その他は手で灌水《かんすい》するにとどめる。そうして手で摩擦《まさつ》さえすれば垢《あか》はとれ、かつ皮膚に光沢を生ずる。石鹼《せっけん》や薬品を使うよりも人間の皮膚は人間の手で摩擦《まさつ》するのがいちばん美しくなる。もしぜひ石鹼《せっけん》が使いたくば、動物の穢《きたな》き脂肪で作った石鹼《せっけん》は廃止し、植物性のものを用いるがよろしい。植物性のものならキメを荒らすことがすくない。

この浴法は、人によりては毎日やる必要もない。隔日でもまたは数日おきでも差し支えはない。

尻と生殖器だけを冷やすと、全身の精気が臍下《せいか》丹田《たんでん》に集まりて、神経衰弱やその他血液の循環のわるいために起こる病気はみな逃げ失《う》せてしまう。

第四　光線と接触すること

いまの人のように光線と縁を絶つことばかり考えておっては弱くなるのは当然である。身体の全部を光線にさらすことを忘れてはならぬ。衣服を薄くかつ荒いものにするのは空気に親しむほかに、また光線と親しむうえにも必要なことである。室内にひっこんでいるよりは、室外で働く方針にするがよい。子供のごときはとくに屋外で遊戯をさせ、十分に光線に浴させねばならぬ。

毎日裸体で光線をうける時間を、五分なり十分なり一時間なり、各自の許すかぎりにおいて定《き》めておくとよろしい。これは屋外であらば最もよいが、室内で行うても差し支えない。

たいていな病気も光線にさらすとみな抜け去る。体内の毒気は太陽の光線で洗い去らるる。

第五　天然的食物に改めること

天然の果物《くだもの》……水菓子ではなく胡桃《くるみ》・栗のような多くの木の実……桃・苺・梨・柿のような果物《くだもの》……米・麦・粟《あわ》・豆類のような穀物……などを主たる食物とすること。

野菜類は副食物として差し支えない。肉類は害あって益なきものであるからぜひとも廃止せねばならぬ。

温かき熱き食物は胃腸を弛《し》緩《かん》させるものであることは解剖上に立派に証明せられるのであるから、あまり温熱ならぬもの、体温度の食物、またはそれよりも冷たいものを用いねばならぬ。

果物《くだもの》も野菜類もできるだけ煮沸《しゃふつ》せずに生のままで用いるを利とする。生のままのものは食いすぎる心配がないが、煮沸《しゃふつ》料理したものは食いすぎることが多い。ことに香料や砂糖で舌をあざむくのはよろしくない。たちまち食いすぎて身体を虚弱にする。

かかる物はぜひとも早くやめねばならぬ。文明人の多くの病気は、香料により煮沸《しゃふつ》により、舌と胃腸とをあざむいて余計に詰めこむのに原因している。

飲料もなるべくだけ水ですませる。あつい湯や茶はよろしくない。珈琲《コーヒー》はカフェインを含み神経を刺戟するからよろしくない。アルコールの害あるのは言うに及ばぬ。

要するに果食を主とし菜食を副とする。肉はしりぞけ、香料などの刺戟品は一切やめるべきである。

＊

以上の「光線・空気・土地に親しむこと」「浴法を改むること」「食物を選ぶこと」だけでも天然生活はたくさんである。これは日常生活の改良で、さまで困難なことではない。

余の天然生活の道場では、さらに厳重にしている。多くの病人もその厳律のもとに治癒してゆく。しかし健康な人々は単に以上の諸項を改良するだけでも十分に幸福な新生涯に入りうる。

その教育において、職業において、娯楽において、空華幻影を追うことなく天然に委《まか》せることの必要なのは前《さき》に言ったところで、ここに再説せぬ。

かかる生活につけば、第一に安心することができる、よけいな苦労が無用となる。何事も天の命ずるところに従うのであるから安心なものである。

要するに現代人の不自然な生活によりて懊悩《おうのう》苦慮しているのはこの世からなる地獄だ。

一日も早く地獄を遁《のが》れ出ねばならぬ。一日も早く天然の生活につけ――。そのほかには汝《なれ》を幸福に導くものはない。

実地応用

第一　総説

一家に病人のあることは、げに不愉快きわまるものである。あるいは重病者のあるときは周章狼狽《しょうろうばい》して、家人《かじん》の精神は昂奮するものであるけれども、かかる時に冷静な態度を失い、看護する家人《かじん》が病人に対して、あまりに大げさに語り、あるいはあまりに大切にするなぞはよろしくない。

がんらい疾病《しっぺい》は諱《い》むべきことで誇るべきことでないからして、家に病人のあるときには家内一同が謹慎せねばならぬ。そうして静粛を第一として、他人の手に委《まか》さず、できるだけ骨肉近親のもので看護をし、至誠懇篤《こんとく》にとり扱って自然の救助をまつべきである。いたずらに騒ぎたてて、現代科学の迷説を信じ、医師に走り、薬舗に馳《は》せ、薬さえ飲めば病気は治ると考えるのは大まちがいである。

医学の進歩によりて疾病《しっぺい》にたいする特効薬の発見された数は、げに僅少なものである。こんにち数千百種を数える薬物は、おおむね対症療法として苦痛を緩解《かんかい》するために用いられるもので、病根を絶つため――すなわち病気を治療させる目的に用いられるものではない。

急性の胃病にたいして現代の医師はモルヒネやパントポンなどを注射する。それによって苦痛はたちまち緩解《かんかい》せられる。しかしモルヒネやパントポンはみな麻酔薬であって、一時的に痛みを忘れさせるのみで胃病そのものを治しうるものではない。

風邪その他で発熱するときには、医師はアスピリンやピラミドンやその他諸種の劇薬を下熱剤として投与する。それによって熱は一時に分利して下がるのであるが、しかし風邪なりチフスなりマラリアなり扁桃腺炎《へんとうせんえん》なり腸炎なり、その他すべての熱の出る原因をなせる疾病《しっぺい》そのものを治癒するのではない。

疾病《しっぺい》そのものを治癒しうる薬品は寥々《りょうりょう》として星辰《せいしん》のごとくにきわめて稀少なのである。しかるにもかかわらず病人さえできれば、ただちに医師にかかるのはまだよいが、その薬をのんで治るものと安心しているのは、げに気の毒千万なことである。

ルソーはいえり「――およそ病中もっとも大切なことは何もせず静かにしていることだ」と。また諺《ことわざ》にも「――自然はそれみずから救助する」というではないか。

わが天然生活の人は、病気だからとて少しも狼狽《ろうばい》して騒ぐには及ばない。ただ安静を守り、天の救助を求むべきである。

急病は身体に起こる一種の革命にすぎない。天然が至善《しぜん》の目的をもってせる治療上の瞑眩《めいげん》にほかならぬ。少しも惶《おそ》るるに足らぬ。かかる場合にはただ安静に休息するにあるのみだ。

熱にたいしては天然浴を一度だけ試みて、そのあとで日光浴と空気浴とをし、熱の度に応じてこれを反復し、同時に局部冷却法として胸または襟《えり》または胴のあたりに土の巴布《はふ》を施せばよい。土の巴布《はふ》は、前篇に説いたごとく、湿土を張ってその上を繃帯《ほうたい》で包んでおくのである。急病の場合には、たいていは食欲のないものである。ゆえに全然営養物《えいようぶつ》を廃止してよろしい。世人は、営養《えいよう》を与えねば病人はますます衰弱するもの――とのみ心得て、むやみに滋養物を与えたがり、病人が食物をとらぬとしきりに心配をし、いやがるものを強《し》いて摂らせるのであるが、これが大まちがいである。

食欲のないときに強《し》いて与えたからとて、それが消化吸収されるものではない――すなわち身体の営養《えいよう》になるものではない。いな、かえって器官を害し、疲労し、回復を遅延させるばかりである。

ゆえに食欲なきときにはそのままに放置し、食欲の回復したときにはじめて果実や野菜やパンや木の実などを与うべきである。

すなわち天然の日光空気に浴して病根の局部――すなわち咽頭《いんとう》カタルならば咽頭部《いんとう》に、気管支ならば上胸部に、肺炎ならば胸背部に土の巴布《はふ》をほどこし、そうして断食《だんじき》をし、やや回復するときに淡白なる食事をとり、安静を旨《むね》として天然に同化することをつとむべきである。

静かに寝床に横たわり、病そのものに懸念をせず、毫《ごう》も憂慮恐怖することなく、心をどこまでも快活に持っておりさえすればかならず秩序回復して回春の楽しみを享《う》くべきもの――と確信せねばならぬ。この「確信――」すなわち天然にかえれば疾病《しっぺい》はかならず治るとの確信だにあらば、かならず本復する。

世俗のことわざに「――病は気から」ともいう。じっにその通りで、いったん疾病《しっぺい》に冒されたときも、気を腐らすことなく快活にしておればかならず全治する。不治の病であってもその命を長からしめることができる。

右のごとき簡単な療法は、すべての急性病に適用することができる。すなわちインフルエンザ、肺炎、チフス、神経熱、カタル、リウマチ、肋膜炎《ろくまくえん》、ジフテリア……その他いっさいに応用しても差し支えを見ない。

慢性病にたいしても、急性病と同様に、天然生活の療法にしたごうて差し支えがない。しかし慢性病は、急性病のように速やかに全治させることは困難なものである。すべての疾病《しっぺい》は天然を信じ、精神力をたのみ、神を頼むときにはたちまちその跡を絶つものであるけれども、堅固なる確信力と充分なる信仰とは一朝にして自得せらるるものではない。したがって慢性病の場合は、その治癒も急性病よりも困難なのである。

されればまず全生活法を変更して、なるべくだけ新たなる目的に向かって準備せねばならぬ。多くの場合において、一定の時間だけは職業および通常の生活を遠ざかって天然と冥合《めいごう》同化することを目的とすべきである。

天然と冥合《めいごう》同化することができれば、ここに初めてその身神《しんしん》は安静となることができ、そこに新生活・新生命の第一歩に踏み入ることができるのである。

この安静の目的に達せんためには、市中にとどまって普通の状態でおってもその心さえ改めればよいのであるが、場合によりては数日または数月あるいはそれ以上も市中を去って、天然と同化冥合《めいごう》するに適したる場所——すなわち田園や森林や山谷《さんこく》におもむきて優美なる自然と純潔なる空気とに接触すべきである。かくて朝起きたるときには水浴をとり、裸体の歩行をなし、午後は野山の散策を日課として励行する……

暑い季節には早朝と夕方だけに日光浴をし、また疲れたときは早く就寝するのがよい。そうして就寝時には土の巴布《はふ》を患部にまとい、終夜そのままにしておくか、または適宜のときに取り去ってもよろしい。

慢性病の種類はきわめて多い。頭痛・脳病・鼻病・咽病・胃病・眼病・心臓病・腎臓病・肺病・癌《がん》・四肢のリウマチ・結核病・腺病等……数え来《き》れば数十百種にのぼっている。これら多くの慢性病はみな、人間が天然にもとり、まちがった生活を続けた結果に起こったものであるが、しかし疾病《しっぺい》にかかった者も大いに猛省し、その前非を悔い、その生活法を一変し、天然生活に帰依するならば、しだいに治癒せしむることができる。

*

すでに以上の生活法によって、多少とも体力が回復したときにはもはや病人であるとの宥恕《ゆうじょ》を与えず、病身だからとて酌量を加えず、病人であることをとり消し、生活の勤務に就《つ》かしめ、神と同胞にたいする義務を行わせて差し支えない。

かくして根本の信仰さえ改まらば、次第しだいに全治の域に進みうる。

たとい意外に回復が遅々たりとて決して挫折してはならぬ。海中の岩のごとく確信を固執《こしゆう》して、前途の目標は須臾《しゆゆ》だも見放してはならぬ。「最後まで忍耐ある人は救わるべし――」との格言のごとくに、確信だにあらば山をも動かし、地獄をとじ、天国をひらき得る。

精神一到何事《せいしんいっとう》かならざらん――。思う心の一筋は石に立つ矢のためしさえある。慢性病者はことさらにこの確信が肝腎《かんじん》である。

病者自身の確信を必要とするほかに、看護者の確信も必要であるのは言うまでもない。すべて病人の看護をするものは短気ではいかぬ。病人は必ずしもまことの道を悟っているものでもなければ、十人が十人苦労した人でもない。ゆえに病人にたいしては、第一に冷静であり、第二は毅然《きぜん》たる態度であらねばならぬ。

かくて患者をして新たなる思想にむかって一道《いちどう》の光明《こうみよう》を発見せしめることに努めねばならぬ。それには相当の時間を要するのはもちろんである。もしこれを遇するに和気と愉色とをもってし、これを待《たい》するに温容甘言をもってせば、いずれの患者も慰《なぐさ》められ、いずれの患者も救われるはずだ。ゆえに信仰なく確信なく悟道せぬ人は病人に害があって益がないから決して近づかしめてはならぬ。

薬剤だの手術だのいうものから超越して、わが心によって病を療治せねばならぬ。物質と肉体とを管理する権力は精神であるからして、精神だに旺盛確固たらば、肉体諸臓器の変化のごときも必ずもとの本《ほん》に復《ふく》すべきは何の疑いをさしはさむべき余地だもないではないか。

かくいえばとて病人にたいして薬剤と手術とより離脱せよ——と強《し》うるものではない。病人にたいして強制執行したからとて何の利益もなく、むしろ害のあるばかりだ。もし病人自身が要求するなら、余は薬でも与える、手術も受けさせる。何となれば、すでに朽ちている柱にもたれている人はついに斃《たう》るるのほかないのであるけれども、さりとてその柱をとり去って新しき別の柱を与えぬときは、その人はいっそう早く仆《たう》れて、そのためにまことの道に達することがますます困難となるからである。

すなわち人の内心の改革が第一で、内心の改まらず、いまだ天然生活に何の確信もなきに、外的の手術と薬剤とを離れさせても何の役にも立たぬ。

第二　各論

余が総論において述べたところは左の各疾病《しっぺい》に応用することができる。いま、いちいちこれを詳説しよう。

神経病

神経病は現代的疾患《しっかん》である。文明人が天然に遠ざかった結果に起こった疾病《しっぺい》であって、きわめて露骨な唯物主義の表白である。人生の快楽を物質にのみありとし、その物質を得んがために遑々《こうこうむ》無逸《いつ》、毫《ごう》も閑日月《かんじつげつ》がないために、神《しん》を耗《もう》し精《せい》を憊《つか》らし、神経病の流行をみるに至ったのである。

もし努力して物質的快楽の得らるるならばまだよいが、世上のありさまを見るに、求めて得られざる人が十中の八九《はっく》におる。得られざるものは失望落胆し懊悩《おうのう》苦慮する。神経病の多いのは当然である。かかる患者はこれを救治することができない。

神経病は自己の意思の力と気力とで治癒することができる。意思弱く気力なきものが神経病にかかるので、結局「空想病――」にすぎずと説く者もあるが、これはまちがっている。神経病は妄想のみから起こるものではない。したがっていかに意思や気力を強くせよと説諭しても、刹那《せつな》に病苦を忘れしめることはできない。

ゆえにかかる患者は平穏にすておくべくして、決して患者を刺戟してその悲しむべき生活をいっそう撹乱《かくらん》することをしてはならぬ。

神経病は難渋なる病であるけれども、往々に治癒することがある。この種の患者は第一に目を外界からそむけ、崇高な方面に向けなければならぬ。すなわち天を信じ神に倚《よ》らねばならぬ。かくて自己に十分なる確信を把持《はじ》し、現代の物質生活を去って天然生活に入《い》り、冷浴・空気光線浴をとり、淡白なる食事に満足すれば、朞年《きねん》ならずして爽快を覚ゆるに至る。あるいは全治しうることもあるのだ。

不眠症

神経病にともなう場合が多い。彼らは昼間に十分に苦しみたるうえに夜に入《い》りて安息を得ず、眠ろうとすれば眼冴えて眠りならず、寝台に輾転反側《てんてんはんそく》して暁《あかつき》に至り、げにこの世からなる地獄を延長する。これらは原因たる神経病が治らば不眠症もまたやむのである。

ゆえにこれを治するには同じく天然生活に入って、寝床に入るまえに暫時《ざんじ》裸体で歩行し、夜中に眼のさめて睡《ねむ》られぬときにも裸体運動をするがよい。さすればまた気持よく眠られる。

かつ良心について注意せねばならぬ。ことわざに「——よき良心は最上の枕なり」とある通りで、安眠を得んとせば、俯仰《ふぎょう》天地に愧《は》じざるの行いによって神の援助を求めねばならぬ。

それと同時に眠られぬのを苦痛と考えぬことも必要である。かの動物を見るに、すべての動物は現代の人間が睡《ねむ》るように長時間の睡眠をむさぼるものではない。

人間とて決していまの人のように睡眠するの必要はない。すこしばかり眠られぬとて何も不眠症だと騒いで懊悩《おうのう》するに及ばぬことである。

眠られぬからとて心配せず、冷淡にかまえて、自然に睡魔の襲い来《きた》るのをまつべきである。とかく冷静に心を持っておれば自然に不眠の癖がやむのである。

心の病気（狂気・幻覚・躁暴・癲癇）

これらはおおむね神経病のすでに膏肓《こうもう》に入《い》ったものであるから、神経病と同一方法で治癒させることができる。天然生活をさせるのはもちろん、全然安静にさせておくのだ。患者の目前で騒々しい挙動をさけ、患者を畏《こわ》がらせるようなことを慎み、十分に静穏にさせねばならぬ。

オランダの神経病者を収容する村では、狂人と農夫とともに畑に出て働き、十分に安静に暮らすところから、この地に移居してまもなく患者緊縛《きんばく》用具が不必要になるという。

もちろん乱暴をする狂人は他に害を与えぬように注意せねばならぬけれども、現代の癲狂院《てんきょういん》の制度は、癲狂者《てんきょうしゃ》を治癒せしむるゆえんではなくして、かえって病勢を増悪《ぞうあく》させる場所である。これは大いに一考を要することと思う。

がんらい脳神経病の多くは不品行がその原因をなしている。人間がいまだ天国に住して、イチジクの葉で局部を掩《おお》うことを知らぬころには、神経衰弱や癲狂《てんきょう》などは皆無であった。

ひとたび人間がイチジクの葉を用い、羞恥の念をきざし、男女の関係が無垢《むく》清浄でなく、はなはだしきは放蕩淫逸《ほうとういんいつ》が行われ、不義乱倫の獣行をなすに至って、ここにはじめて悲惨にして暗黒なる神経系の疾病《しっぺい》が起こるのである。

すなわち男女の関係が紊乱《びんらん》して花柳病《かりゅうびょう》が起こり、それが原因をなして神経系をおかす場合が最も多きを占めておるのだ。

吾人《ごじん》の眼前に展開せらるる幾多《いくた》悲惨なる絵画は、みな文明に伴うて表面のみをかざり裏面は腐敗せる道徳によって描かれたものと言わねばならぬ。

ゆえに神経病者にたいしては最もこの点に注意するはもちろん、神経病に罹《かか》らざらんことを欲するものもまた大いにこの点に注意し、その品行を慎謹《しんきん》にせねばならぬ。

手淫・房事過度

手淫は青年の間にひろく蔓延している。その祖父母・父母等が酒や煙草《たばこ》や肉食などをして神経を刺戟し、その結果は淫靡《いんび》放逸《ほういつ》なる生活をなしたのであるから、その子孫の神経が生まれながらにして破壊せられているのはもちろんで、その結果つねに手淫などをするに至るのである。ゆえに淳朴《じゅんぼく》な天然生活をなし、酒や肉によってその神経を破壊することがなければ、かかる弊害は起こらぬのはもちろん、よしやすでにかような病に陥ったものでも、天然食をとり、天然浴をなしてその神経を安静に養うならば、久しからずしてその悪癖を矯正することができる。最も早く奏功を欲するときには腹部と生殖器に土の巴布《はふ》をなすがよろしい。

父母たるものはその子がかかる悪魔の俘虜《ふりょ》となりたりとて、厳責したり懲罰を加えたり、先輩知識によりて説法を聞かせたりしても何の効能もあるものではない。それもまずみずからの生活をあらため、無垢《むく》の精神を養えば、自然に、けがれたる行いより子弟を救いうる。

この手淫なるものは決して等閑《とうかん》に付すべからざるもので、現代における重大なる戦争である。この手淫戦に打ち勝たねば、結核・瘋癲《ふうてん》・自殺を退治することはできない。

若い人々の結核病は多くはこの手淫が原因をなしている。学問勉強の度がすぎて結核になるものよりかも、手淫が過度の結果、恐るべき忌むべき結核になるものが多いのである。

これに対して世の識者は手淫の害毒を説き、青年に反省せしめんとするけれども、かかる説明や警告は、いまだ手淫を行わざる青年には何ら効なきのみか、すでに行いつつある青年には自暴自棄せしむるのみで何の効もない。

これを救うには天然生活によりてその心身を改革するにあるのみである。

遺精・房事不能・房事催進

これらの疾病《しっぺい》は手淫または房事過度の結果である。医師のうちには遺精や手淫癖を医《い》するため青年に正規の交接を勧むるものがあり、そのため青年の登楼《とうろう》し折花攀柳《せっかはんりゅう》の道楽におちいるものが多いが、これはもってのほかのことで、これは手淫や遺精という狼を追い払わんために花《か》柳病《りゅうびょう》という虎を雇うて来るようなもので、後害《こうがい》がかえって恐るべきものがある。

この種の患者はさきの手淫の項において説きたると同様に、天然生活をして食事を天然食に改めることと、場合によりては局部に土の巴布《はふ》をすることだけで、確かに治癒せしめることができる。

淋病および黴毒

淋病《りんびょう》はけっして危険な病気ではない。容易に治癒し得らるる。
薬液注射などをすれば時として毒を内部に送りてあるいは睾丸炎《こうがんえん》や膀胱炎《ぼうこうえん》などを起こすもので、危険千万だから決して薬液を尿道に注射してはならぬ。

ただ天然浴をなし、菜食を励行し、怠らず生殖器に土の巴布《はふ》をすれば久しからずして全治する。慢性にて永引きたる淋疾《りんしつ》でもこの法を怠らず確信をもって行えばかならず軽快する。黴毒《ばいどく》は痛ましく醜《みにく》きものであるけれども、これを恥じて秘密にするのは悪い。自己の不品行を人に知られるのが厭《いや》だと隠しておくよりもむしろ万事を正直に打ち明けねばならぬ。隠蔽《いんぺい》しておっては決して徹底した治療を施すことはできない。

黴毒《ばいどく》にたいし世の医師は水銀剤を使用しているが、水銀剤なるものはじつに危険千万なものである。

この種の患者には不自然なる娯楽と嗜好《しこう》を禁絶し、天然生活を実行させ、われわれの良能によりて自然に治癒するのを待たしむべきである。

水銀剤製造所の職工で、それを利用することに便宜を得ているものでも、その黴毒《ばいどく》を治癒し得ざるものがたくさんにいるではないか。水銀によりて黴毒《ばいどく》が治るのではない。良能によりて治るのである。

黴毒《ばいどく》はかならず治るもので恐るるに足らぬ――との確信のうえに立ちて、静かに天然生活にて養えば、おのずから疾苦《しっく》から免れることができる。

世の中には久しく黴毒《ばいどく》に苦しんでおったものが、天然生活もやらず水銀も用いぬに自然と治った例がすこぶる多い。

世人はこれを「病み抜いた――」と言っている。これは自然の良能が治癒させたのである。

もし天然生活をなせば、自然の良能が旺盛になるからして、すみやかに痛みを抜くことができる。そうして水銀を用いたような危険症状をあとに残さないのだ。

婦人病

婦人病といえば、花柳病《かりゅうびょう》を除いたら、その大部分は神経性のヒステリー類と子宮病とである。ヒステリーは前《さき》に述べた神経系統の病気であるから、それと同一の療法によらば自然に治癒し得られる。

子宮病には種類多く、子宮炎・子宮出血・子宮弛脱《ちだつ》・膣《ちつ》カタル等いろいろあるが、これらは少しも懊悩《おうのう》するを要せず、おなじく天然食をもちい、天然浴をおこない、土の巴布《はふ》さえ施さば根治《こんじ》させることができる。月経時には天然浴を見合わせてもよいが、続けておこなって害とはならぬ。いな、月経が永引くときはこれを励行すれば整調せしめうる。

このほかに婦人には不妊症というのがある。これこそは天然生活で療治せられる。

余はこのことについて不思議なくらいな実例を持っている。すなわち結婚後十二年間も子のなかった婦人が、天然生活を暫時《ざんじ》実行したために子宝を得て、多くの人の涙が乾いたこともあった。

医学上では不妊症の原因がなお不明とされているのもある。しかしいかなる原因のものであるにせよ、天然生活は奏功がいちじるしいのである。

懐妊・分娩・初生児のとり扱い

結婚の目的は人種を継続するにある。ゆえにすべての女子はその夫と交合して児女を生むの権利と義務とをもっている。

しかるに国民教育ではこの事に関して少しも教えるところがなく、若い婦人が懐妊や分娩《ぶんべん》や初生児のとり扱いにかんし十分の知識をもっておらぬのは悲しむべきことである。

人種の継続は男女の交合によって生じ、交合をすれば概して妊娠をする。妊娠は月経が閉止するので証明せられる。ついで悪心《おしん》・嘔吐《おうと》・顔色憔悴《しょうすい》などの徴候があらわれる。かくて二十週ののちには胎児の運動をはっきりと意識することができる。

天然における禽獣《きんじゅう》は、種類保存の唯一の目的のために、天然の声に誘われて交尾する。かくて妊娠が成立せば交尾はただちに止《や》む。

これに反して人間は淫楽のために交合する。したがって妊娠が成立し、すでに胎児が母胎で発育中であるに同衾《どうきん》を継続するものが多く、医学者は分娩前四週まで交合を許容している。

かくのごときは天然に反し天命にそむく人間の堕落で、浅ましきかぎりと言わねばならぬ。もしその児女の強健聡明ならんことを欲すれば、その胎内にあるときより正しき感化を与えねばならぬ。父母たるものはよろしくこの時からその行いを慎謹《しんきん》にすべきである。

妊婦は臨産まで平素のとおりに仕事に従事し、簡易な労働をして差し支えがない。臨月までも過激の労働に従事している田舎の婦人が信ぜられざるほどに安産をするのは誰《たれ》も見ているごとくである。だから妊娠中は散歩をしたり働いたりするのは少しも害なきのみか、かえって益がある。

妊娠中に労働してはならぬ――とか、安静に蟄居《ちっきょ》しておれ――とか教える学者があるが、これはとんでもないまちがいで、かえって難産の原因をなすのである。

もっとも妊娠中は、神経を攪乱《かくらん》し厭悪《えんお》の念を起こすような娯楽や労働は制限するか、あるいは全く廃止せねばならぬ。また饒舌《じょうぜつ》・性急・不穏・争論・不和・嫉妬等をさけ、精神的にはできべくだけ安閑の場所におって天然の平穏を楽しまねばならぬ。

月経閉止後四十週で分娩をする。すなわち最後の月経から三ヶ月を遡《さかのぼ》り、それに五、六日を加えたときが正しい分娩時だ。たとえば四月一日が最後の月経であらば、三月さかのぼった一月一日に五、六日を加えた一月七日が分娩期――というごときである。

現今の文明国の婦人は分娩を危険視し戦々競々《せんせんきょうきょう》としているが、天然生活をしてさえおらば、やすやすと臨産時を経過することができる。これは文明国でも田舎の婦人や労働者が多く安産であるのに見てもただちに判明することである。

宴会や劇場やその他の社会的儀式やに臨むことに日夜忙殺されておる都会婦人は、助産婦をまねき医師をまねき、必死のさまでお産をし、産後二十日も数ヶ月も病床についておるものが多いが、質素な生活をなし新鮮な空気中にて労働している田舎の婦人は、医師の力はもちろん助産婦の力さえ要せずに独《ひと》りで軽々と安産し、その翌日から洗濯に従事して平気でいるものすら少なくない。質素なる天然生活はいかに幸福なことであるかは、この一事でも明らかである。

産室はかならず陽気にし、かつ風通しよくすべく、時候に応じ開閉を斟酌《しんしゃく》すべきである。光線は十分に射入するようにあけ放しておかねばならぬ。寒い節は室《へや》を暖めてもよいが、そのときでも窓は時々あけて新鮮な空気を入れねばならぬ。

分娩のはじまりは陣痛で知られる。陣痛はかなり苦しいものであるが、確信だにあらば痛みも軽くて済むものだ。

分娩が長引くときは天然浴をとらせると容易に分娩させることができる。産婆が手を膣内に入れるのはよろしくない。できべくだけこれを避けねばならぬ。

分娩時は安静が第一である。分娩の済むまで安静に待っていることだ。万事を自然に委《まか》さねばだめだ。ただ自然をして働かしめ、これを攪乱《かくらん》してはならぬ。自然は常にきわめて好《よ》く働くものである。

赤子が生まれる前にその用意をしておくべきはもちろんだ。世界に新たに出《いで》たる一員のために適当なる衣布《いふ》を用意し、膣よりただちに衣布《いふ》に移し、それより清水にて洗うのである。

洗う前にへその緒を処分することがある。へその緒は母親から滋養を受けていた命の綱で、胎盤から赤子の胃に連結しているもので脈搏《みゃくはく》を認めることができる。ゆえに出産後ただちに分離せずに、へその緒の脈搏の止まるまで待ち、しかるのちに切りとるべきである。

その脈搏《みやくはく》の止まるのは出産後三十分ないし一時間である。これを切り去るにはまず紮括《さつかつ》し、しかるのちに鋏《はさみ》で剪《き》る。かくせば赤子は胎盤にのこる血液の恵みをうけ、母親はのちの出血や痛みを少なくすることができる。

産児は通常はげしく泣きてただちにその存在を通告する。はじめて生児を浄《きよ》むるに、冷水を用ゆれば生児を活発にする。微温湯《びおんとう》を用ゆるには強《し》いて反対をせぬ。この場合にも天然浴の法により、海綿にて小児のからだを洗い、素手で摩擦《まさつ》するがよい。

産婦は出産後十五分ないし三十分で腹痛をおぼえ、子宮内に出てくるいわゆる「後産《のちざん》――」なる血を排出する。これは胎衣を排出する目的であるから決して心配するに及ばぬ。

この胎衣が長く下らざるときでも急ぐに及ばぬ。もっとも稀有《けう》なる容体のときに医師をまねき手術をうけることは強《し》いて反対をせぬ。

時として会陰《えいん》の破れることがある。これには土巴布《つちはふ》を施せば治癒させることが容易である。

母親は生児の産声《うぶごえ》を聞きその容貌を見ると、安心満悦して、自身の苦痛はことごとく忘れ去るものである。

*

新たに生まれた子供は、できべくだけ裸または薄衣《うすぎ》で生活させねばならぬ。初生児のときから冷気に抵抗する素質を付与することが最も緊要である。

初生児は一日ぐらいは食物を与えずとも差し支えない。しかしその日のうちに母親の乳房に近づかしむべきである。このときに乳房をくわえない児もあるが、短気を起こさずとも、餓《う》ゆれば自然と乳房をふくむようになる。

産褥熱《さんじょくねつ》は、不適当・不自然なる手当を与えるより起こる。万事を天然に放任せば、かかる憂いを少なからしめることができる。こんにちの習慣では分娩後すくなくとも九日間は産婦を床にとじこめ、少なくとも三、四週間は外出《そとで》をゆるさないが、さほどの必要はない。当人が疲労を感じ起床し得ざればともかくも、しからざる場合には、当人の希望にまかせて、早く産室を去らして日光空気の恵みを十分に受けさせるほうが、その体力の回復を早からしめる。

自然は母親に乳房をもたせた。しかるにビフテキや鶏卵やフライを喰い、麦酒《ビール》や葡萄酒《ぶどうしゅ》に昂奮せられている現代文明の婦人は、天帝より乳房をうばわれ、その児女にたいして破産をしている。彼らは、自身こそ美食に飽くも、その児女の餒《う》えたる口腹《こうふく》を癒《いや》すことができない。やむなく田舎の貧民中から乳母《うば》を雇い入れたり、牛乳を買ったり、その他のミルクを飲ませたりする。そのためにいかなる不幸や不祥のことが起こるかは、けだし想像のほかである。

がんらい自分にかわいい子があるのに、これをうち棄《す》てて、金銭を得んがために他人の子を哺《はぐく》むごときははなはだしき非理《ひり》の沙汰《さた》で、人情ではない。したがって乳母《うば》の情なるものはつねに戕害《そこな》われている。戕害《しょうがい》せられたる情で生活している乳母《うば》の乳をのむ児女が、よき感化を受けないのは当然のことである。

児女には、正しき情緒に生くる真《まこと》の母の乳をもってその幼き無垢《むく》の心を保育せねばならぬ。

小児の身体よりも、その精神を正しく養わねばならぬ。

何がゆえに文明の婦人は天よりその乳をうばわれたるか。それは不自然の生活をするためである。それは議論よりも実際が明白に証拠だてている。すなわち珈琲《コーヒー》も飲み得ず、乾パンと馬鈴薯《ばれいしょ》とで生活している貧しき田舎の婦人を乳母《うば》として雇い入れてのち、その雇い主と同様の食物を与え、同様の待遇にしておくと、今までたくさんに出ておった乳がしだいに出なくなる例が稀《まれ》でないのを見たならば、文明の不自然なる生活がいかに哺乳《ほにゅう》力を減殺《げんさい》するかを知るべきである。

それゆえ一国民を強健ならしめんには母親がみずから哺乳《ほにゅう》することを求めざるべからずして、母親がみずから哺乳《ほにゅう》するには、天然生活に入《い》らねばならぬ。

牛乳やその他の人造的滋養品によりても小児を丈夫に養いうる例は無いではない。しかし、かくのごときは例外である。例外であるがゆえに科学者の医学博士も、近来は、母乳にまさる何ものもないことを唱説し、小児の死亡率を減少させることは、ただ一つの母乳養育のむかしに帰らしめるにあるのみだと結論をしている。

しからば母乳で養育させる法はいかん、文明婦人をしてたくさんに乳を出させる方法はいかん……といえば、科学者はいまだ徹底的答案を与えておらぬ。しかしいかに研究したからとて、天然生活をさせるに勝《まさ》った方法はとうてい発見せられぬのである。

世の母親は小児が泣くからとて牛乳壜《びん》を与えるものがあるけれども、小児の泣くのは空腹のためではなく、むしろ満腹の場合である。小児の泣くのは気にするに及ばぬ。時を定めて乳を与うべきである。

乳は小児の身体と精神とを養うものであるから、きわめて純粋なものであらねばならぬ。もし乳が不純であらば、その心神《しんしん》はともに毀傷《きしょう》せられる。

黴毒《ばいどく》患者の母にその療法をほどこすべく医師が薬品を用うるときは、その薬品は乳より小児に伝えられる例がある。劇毒薬の多くは母親がこれを服用せばただちに乳によって児《こ》に伝えられるのは、人のみな知るところのごとくである。

かように母親の食物は鋭敏に乳によりて乳児に伝えられるのであるのに、もし母親の生活が放縦《ほうしょう》にして、刺戟品を加えずしては料理することのできぬ現代的食物に飽くときは、乳児は乳によりてその刺戟的香料をうけ、そのため乳児の消化器は刺戟せられ、その精神は惨害せらるるのは見やすき道理である。

古来英雄の児《こ》は都会の豪奢なる婦人の腹より産まれず、かならず田舎の質素なる母親に生まれておるのを見ても、その児女の強健にして子孫の栄達せんことを欲するものは、天然生活に入《い》らねばならぬことを知るであろう。

小児は初めからなるべく戸外で育てる方針をとり、また衣類はできべくだけ寛濶《かんかつ》なるものを着用させ、こんにちのシャツ類は廃止すべきである。シャツや纏衣《てんい》で小児をミイラのごとくに包むのは惨酷《ざんこく》な処置で、子供は苦しむばかり、決して喜びはせぬ。泣いている児《こ》も裸にするとニコニコ嬉しがる。窮屈なる衣をまとわせるのは不健康の根本を作るものである。要するに、恐怖せず懊悩《おうのう》せず、万事を神に委《まか》さねばならぬ。神はもっとも善《よ》く万事を処理してくれる。懐妊より出産にいたるまで、すべてを天にお委《まか》せするとの方針でおらねばならぬ。天然の秩序に順合させてさえおらば、かならず、天使のごとき立派な小児を見るに至るのである。

伝染病

伝染病の種類も文明の進むとともに次第に多くなってきた。これは交通の発達にともない一地方の疾病《しっぺい》を他地方に移送するからでもある。

伝染病毒とて、天然の生活をなすものを侵すことは文明人を侵すごとく甚《はなは》だしくはない。かの南阿《なんあ》の蛮人を見よ。文明人が恐怖するごとくマラリアを恐怖せず、文明人のように罹病《りびょう》すること少なく、罹病《りびょう》しても平然として治癒をまつではないか。

しかし群集密居するところに多数の文明人が伝染病にかかる場合はしばしば見るところである以上は、これに対する心がけを説いておかねばならぬ。

伝染病は、これに罹《かか》るものの百人のうちでその五十人以上は真に伝染病そのものに冒されるのではなくして、恐怖よりして伝染病の侵入を容易ならしめるのである。

ゆえに伝染病に対しては、その恐怖より解脱《げだつ》することを第一に心がけねばならぬ。天然浴・

天然食によって、伝染病は冒さぬもの――との確信をもっておるべきである。かくしてはじめて伝染病より免るることができる。

皮膚病・創傷

発疹《はっしん》・斑点《はんてん》・痂《かさ》・狼瘡《ろうそう》などは心配するに及ばぬ。土の巴布《はふ》を施しておけば短時間のうちに驚くべき効果を奏して治癒する。

癤《せつ》・癰《よう》などは往々に熱を伴うものであるが、これとて恐るに足らぬ。天然生活をなし、土の巴布《はふ》をしばしば交換して安静にしておれば、散るべきものは散り、破潰《はかい》すべきは破潰《はかい》して自然に全治する。

土の巴布《はふ》は瘍《よう》などの痛所を緩和するに最も効がある。これは初めて試みた人の驚くところである。

突傷《つききず》・切傷《きりきず》・火傷《やけど》などはただちに湿った土で巴布《はふ》をほどこせば迅速に治癒する。最初は数回巴布《はふ》をとり換える必要があるが、瘍《よう》のときのようにたびたび取り換えずともよい。戦争の場合などでも、唾《つば》で土をねって傷につけておけば早く癒ゆるものである。もし唾《つば》のすくない時は土をすりつけておいてもよい。

床傷《とこずれ》は長く寝所に横たわっている慢性患者にできるもので、本病が治すれば漸次《ぜんじ》に床傷《とこずれ》も平癒するけれども、土の巴布《はふ》を施せばなお妙である。この場合には傷部に薄紗《はくさ》の片《きれ》をつけ、その上から湿土をぬり、いつでも土が体からとり去られ、土と体と密着せぬようにしておいても差し支えない。

体温低下・冷足

体温の低下するのは気抜けをした病的の文明人に多く、天然の生活をしている野蛮人や動物には見ないところである。

かく病的になり柔弱になったものも、翻然《ほんぜん》としてその生活をあらため、猛然として襲衣《しゅうい》を脱ぎすて、冷涼なる日光空気浴をなすの勇気があれば、たちまちその悪寒戦慄《おかんせんりつ》の癖《へき》を免れるものが多い。

もっともこの難行苦行のためにその初めはいっそう体温を減ずることがあるけれども、その悪寒《おかん》邪気の感覚を物ともせずに持続すれば、やがてはこれに慣れて体温がしだいに回復する。足の冷えるのもまた文明人の特色である。そのため熟睡を得ぬものも少なくない。かかる人は就床前に足を冷水にひたし、拭《ぬぐ》うことなくそのまま布切《ぬのきれ》または毛布で包んで寝れば、たちまち温気《うんき》を感ずるものである。それでも治らぬときには、日中に跣足《はだし》で土のうえを歩行しておけば、しだいに冷足《れいそく》の苦を免るることができる。

肥満と痩せすぎ

天然浴をなし天然食をとる人には、肥満や痩《や》せすぎは絶対にない。もっとも天賦《てんぷ》で肥《ふと》るものと痩《や》せるものとのあるのは免れないにしても、現今の文明人のような過肥《かひ》の人と過瘠《かせき》の人とを見ることはない。

ゆえに過肥《かひ》の人や過瘠《かせき》の人は、みな天然食をとり天然浴をなし、すべて文明の虚飾と不自然とを棄《す》てて天然の生活に親しむべし。かくせば必ず治癒するのである。

もちろん特殊の場合には、天然生活に改めたためにいっそう痩《や》せてくる人もあるが、これは旧《ふる》く積聚《せきしゅう》した無用物を蝉脱《せんだつ》させるためであるから少しも恐れ驚くに及ばぬ。そのうちにしだいに肉がつき、普通の体格となることができる。

便秘

便秘も文明人の特色であり、ことに婦人の間には流行している。これは贅沢《ぜいたく》にして不自然な食物を食い、日光と空気とに隔離した結果、食物が大腸に固着し、腸はこれを排泄《はいせつ》するの弾力を失ったからである。

かかる人は、天然生活をなし野菜類を食することによって自然に快通を来《きた》しうる。もっとも突如《とつじょ》天然生活をはじめると最初の数日はかえって秘結の度をますことがあるが、これは身体に良好な変化の起こった徴候であるから決して心配するに及ばぬ。果物《くだもの》をすこしく多量に食するか、または腹部に土の巴布《はふ》をほどこせば便通を促しうる。灌腸《かんちょう》などは害あって益なきことゆえ、非常の場合にあらざれば行ってはならぬ。

毛髪

天然のままに生活している森林の動物は、死にいたるまで、その頭から全身に禿《は》げの部ができるものではない。人間でもきわめて原始的な生活をしている種族では禿頭《とくとう》や白髪《はくはつ》を認めない。禿頭《とくとう》や白髪《はくはつ》は不自然の生活をする人間にのみそれを見るのである。

単に帽子を廃することによって禿頭《とくとう》を予防し、または甚《はなは》だしきに至らしめぬことができる。いわんや帽子を廃するだけではなく、全然現代の生活をやめ、天然の生活に改めるならば、禿《とく》頭《とう》や白髪《はくはつ》を人生より駆逐するは容易のわざである。

もちろん白髪《しらが》は天然生活に改めたからとて今日《こんにち》よりただちに予防することはできぬ。かならず二、三代を経なければ効験が現れぬであろうが、禿頭《とくとう》や脱毛は早く効験を認めることができる。

余の「天然生活圏《ユングボーン》——」に来《きた》ったものの中には、脱毛に苦しんでおったのに、一年を経ずしてしだいに脱毛がやみ、新たに毛の生えるのを見た例が少なくない。天然生活に改めて数年を経過したものの中には白髪《しらが》のいくぶん減少したものさえある。禿頭《とくとう》には土の巴布《はふ》も大効がある。

頭髪を命とする婦人はことにその生活を改めねばならぬ。現代の婦人はむりな髪の束《たば》ね方をするが、かくのごときは将来脱毛の原因となるから慎まねばならぬ。頭髪はすべて手軽にゆるやかに結びとめておくか、または結ばずに下げておくべきである。かくせばただ頭髪の美を保護するのみではなく、なお頭痛などの原因を除きうる。

男子はなるべく斬髪の度数を少なくすべく、もし全然斬髪をせず、後方に束《たば》ね、仕事の際にのみ結ぶ事とせばなおさら結構である。

鬚髯《しゆぜん》は天然が人間に付与した最美の装飾で、また唯一の威厳である。しかるにこれを剃《そ》らぬものがほとんど稀《まれ》であるのは何という乱暴な所為《しよい》であろう。かくて健康を害し、とくに歯と喉とに故障を来《きた》すことを知らぬのは何という愚かなことであろう。

中毒

中毒には二種ある。一つは虫類により身体外部より毒を受けるもの、一つは食物の毒を消化器より受けるもの――とである。

蜂や毒蛇や、その他すべて有毒の動物に刺されたり咬《か》まれたときには、手早く刺咬《しこう》された局部の周囲に土巴布《つちはふ》をほどこし、すこしの間にたびたび取り換ゆれば、たちまち毒を吸いだすのである。もし中毒がすでに全身に及んだときには、前篇において例示した毒蛇にかまれた農婦のように、全身を土中に埋《うず》める一方法があるばかりだ。

毒物その他消化器よりする中毒は、断食《だんじき》をするか、または生果のみを与えて他の何ものをも与えずにおけば、天然の分泌《ぶんぴつ》によって毒はしだいに体外に排泄《はいせつ》せられる。吐剤をもちいて嘔吐《おうと》により排出させることも有効であるが、しかし全部を嘔吐《おうと》させることは困難であるから、ぜひとも断食《だんじき》の法によらねばならぬ。

石炭ガスなどに中毒したときには、患者をその場所より新鮮な空気中に移すことが必要であるが、単に移すのみでなく、裸体にすると非常に迅速に回復する。この一事でも裸体がいかに人体に幸福であるかが知られるのである。

＊

以上は大体を示したるにすぎぬ。要するに文明人のいわゆる「疾病《しっぺい》——」はみな天然に遠ざかった結果である以上、天然に帰りさえすれば疾苦《しっく》より免るることができる。

そうして多くの疾苦《しっく》はただ自然に放任し、安静にして忍耐をし、天然食をとることによって自然の治癒をみるのであって、劇薬や毒薬などの現代科学者の教うる薬品は断じてこれを排斥せねばならぬ。

かかる薬品は一時的にその疾苦《しっく》を鎮圧させるが、決して全治せしむるものではない。しかのみならず、その薬品を用いたために、将来は身体のいずれの部分かに後害《こうがい》をのこすから注意せねばならぬ。

痛みのあるもの、傷のできたものなどには土の巴布《はふ》を施すことである。土の巴布《はふ》は前《さき》にもしばしば言ったごとくに、新鮮な土をとり、唾液または水でねりて柔らかくし、湿っているままこれを患部にあてて上から繃帯《ほうたい》でくくっておくか、または患部へ布をあてた上へ湿土をぬってその上を繃帯《ほうたい》でくくっておくかするので、きわめて簡単で、何人にも実行され、費用を要さぬ療法である。

人はみな天に帰らねば決してその天より享《う》けた幸福を全《まった》くすることはできぬ。

ああ、人はただ天に帰る一途あるばかりだ。

〔完〕

アドルフ・ユスト Adolf Just
一八五九年、独リュホルストに生まれる。ライプツィヒで書店員となり、八二年にグラフ書店に移る。やがて神経症をわずらい、独学で「自然療法」を試みるも治癒せず、天然に帰依することでようやく完治する。この経験をもとに、九六年『自然に帰れ』をグラフ書店から上梓し、ハルツ山地に天然生活の道場「ユングボーン（若返りの泉）」を開く。作家カフカなど多くの同時代人の自然治癒を助け、一九三六年没す、寿七十七。『自然に帰れ』はドイツ国内で十二版・五万部に達し、各国で読まれ、中村天風が講演で引用し、インドではガンジーに影響を与えた。

寒川鼠骨〈さむかわ・そこつ〉
俳人。本名・陽光（あきみつ）。一八七五年（明治8）愛媛・松山に生まれる。第三高校（現・京都大学）在学中、河東碧梧桐とともに正岡子規を見舞う。九七年、大阪朝日新聞社に入社するも、子規のすすめで翌年「日本」に転ず。子規の死後、子規の作品・著述を編み、東京・根岸の「子規庵」保存につとめる。一九一四年から『日本及日本人』編集にあたる。五四年（昭和29）没す、寿七十九。著書に『正岡子規の世界』『其角研究』など。

アドルフ・ユスト 著
寒川鼠骨 訳
自然《しぜん》に帰《かえ》れ
二〇二五年二月二十五日初版
発行 土曜社
東京都江東区東雲一―一―六―四二

本　は　土　曜　社

西暦	著　者	書　名	本体
1971	シフマン	黒人ばかりのアポロ劇場	1,998
1972	ハスキンス	*Haskins Posters*（原書）	39,800
1978	山岡荘八	山岡荘八自伝	1,998
1991	岡崎久彦	繁栄と衰退と	1,850
1999	藤平光一	氣の確立	1,998
2001	ボーデイン	キッチン・コンフィデンシャル	1,850
2002	ボーデイン	クックズ・ツアー	1,850
2012	アルタ・タバカ	リガ案内	1,991
	坂口恭平	*Practice for a Revolution*	1,500
	ソロスほか	混乱の本質	952
	坂口恭平	*Build Your Own Independent Nation*	1,100
2013	黒田東彦ほか	世界は考える	1,900
	ブレマーほか	新アジア地政学	1,700
2014	安倍晋三ほか	世界論	1,199
	坂口恭平	坂口恭平のぼうけん	952
	meme（ミーム）	３着の日記	1,870
2015	ソロスほか	秩序の喪失	1,850
	坂口恭平	新しい花	1,500
2016	ソロスほか	安定とその敵	952
2019	川﨑智子・鶴崎いづみ	整体対話読本　ある	1,998
2020	アオとゲン	クマと恐竜（坂口恭平製作）	1,500
2021	川﨑智子	整体覚書　道順	895
	川﨑智子・鶴崎いづみ	体操をつくる	1,900
	増田悦佐	クルマ社会・七つの大罪	2,998
2022	川﨑・鶴崎・江頭	整体対話読本　お金の話	1,998
	川﨑智子	整体覚書　道程	895
2023	鶴崎いづみ	私のアルバイト放浪記	1,998
	川﨑智子	整体対話読本　こどもと整体	1,998
2025	川﨑智子	整体覚書　道理	999
年二回	ツバメノート	Ａ４手帳	1,599

本　の　土　曜　社

西暦	著　　者	書　　名	本　体
1923	大　杉　栄	*My Escapes from Japan*（日本脱出記）	2,350
	頭　山　満	頭山翁清話	1,998
	マヤコフスキー	声のために（ファクシミリ版）	2,850
	マヤコフスキー	これについて	952
1924	マヤコフスキー	ヴラジーミル・イリイチ・レーニン	952
1925	頭　山　満	大西郷遺訓	795
1927	マヤコフスキー	とてもいい！	952
1928	マヤコフスキー	南　京　虫	952
	マヤコフスキー	私　自　身	952
1929	マヤコフスキー	風　　呂	952
1930	永瀬牙之輔	す　し　通	999
	福沢桃介	財界人物我観	1,998
1932	二木謙三	完全営養と玄米食	999
1936	ロ　ル　カ	ロルカ詩集	2,000
1939	モーロワ	私の生活技術	999
	大川周明	日本二千六百年史	952
1941	川　田　順	愛国百人一首	1,998
1942	大川周明	米英東亜侵略史	795
	二木謙三	健康への道	2,998
1952	坂口安吾	安吾史譚	795
1953	坂口安吾	信　　長	895
1955	坂口安吾	真書太閤記	714
1958	池島信平	雑誌記者	895
1959	トリュフォー	大人は判ってくれない	1,300
1960	ベトガー	熱意は通ず	1,500
1963	プ　ラ　ス	シルヴィア・プラス詩集	2,800
1964	ハスキンス	*Cowboy Kate & Other Stories*	2,381
	ハスキンス	*Cowboy Kate & Other Stories*（原書）	79,800
	ヘミングウェイ	移動祝祭日	999
	神吉晴夫	俺は現役だ	1,998
1965	オリヴァー	ブルースと話し込む	1,850
1967	海音寺潮五郎	日本の名匠	795
1968	岡潔・林房雄	心の対話	1,998
1969	岡潔・司馬遼太郎	萌え騰るもの	595
	岡　　潔	日本民族の危機	1,998
	オリヴァー	ブルースの歴史	5,980

土　曜　社　の　本

西暦	著　　者	書　　名	本　体
1713	貝原益軒	養　生　訓	895
1791	フランクリン	フランクリン自伝	1,850
1812	水野南北	修　身　録	1,399
1815	酒井抱一	光琳百図（全四巻）	各1,500
1834	二宮尊徳	三才報徳金毛録	999
1856	富田高慶	報　徳　記	2,998
1884	福住正兄	二宮翁夜話	2,998
1886	ランボオ	イリュミナシオン	2,200
1894	渋沢栄一	雨　夜　譚（あまよがたり）	895
1896	富田高慶	報　徳　論	999
	ユ　ス　ト	自然に帰れ	1,998
1897	勝　海　舟	氷川清話	895
1900	福住正兄	二宮翁道歌解	999
1903	二宮尊親	報徳分度論	999
1904	岡倉天心	日本の目覚め	714
1906	岡倉天心	茶　の　本	595
1911	柳田國男	名字の話	595
1914	マヤコフスキー	悲劇ヴラジーミル・マヤコフスキー	952
1915	マヤコフスキー	ズボンをはいた雲	952
1916	マヤコフスキー	背骨のフルート	952
	マヤコフスキー	戦争と世界	952
1917	マヤコフスキー	人　　間	952
	マヤコフスキー	ミステリヤ・ブッフ	952
1918	アポリネール	アポリネール詩集	2,800
1919	大　杉　栄	獄　中　記（新版）	1,998
	テ　ス　ラ	テスラ自伝	近刊
1920	マヤコフスキー	一五〇〇〇〇〇〇〇	952
1922	マヤコフスキー	ぼくは愛する	952
	マヤコフスキー	第五インターナショナル	952
	エリオット	荒　　地	2,000
	大川周明	復興亜細亜の諸問題（上・下）	各495
1923	大　杉　栄	日本脱出記（新版）	1,998
	大　杉　栄	自　叙　伝（新版）	1,998
	大　杉　栄	大杉栄書簡集	1,850
	伊藤野枝	伊藤野枝の手紙	1,850
	山川　均ほか	大杉栄追想	952